So lernen Kinder durchzuschlafen

Christian Müller
Beate Fuchs

SO LERNEN KINDER DURCHZUSCHLAFEN

ohne Schreien-Lassen

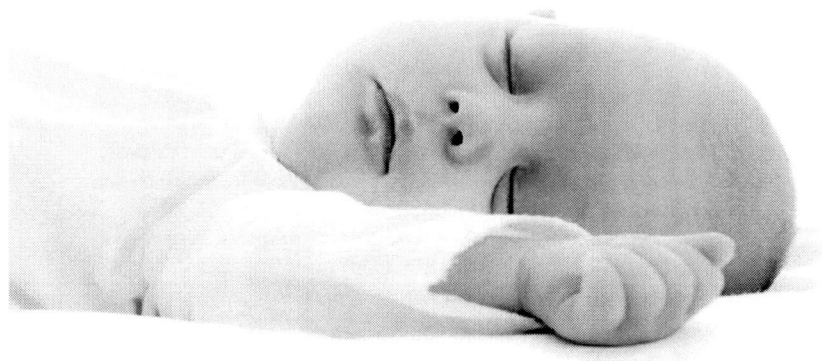

Schritt für Schritt erklärt,
wie **Babys und Kleinkinder**
gut **einschlafen**
und **durchschlafen**

"Endlich schläft meine Tochter nachts durch"
- Sandra, Mutter von Maria

Christian Müller   Beate Fuchs

So lernen Kinder durchzuschlafen

Ein Buch vom Brainhamster Verlag

Erstveröffentlichung 2013

ISBN 978-3-00-044283-4

Für all die Mütter und
Väter, die ihre Kinder so
sehr lieben, dass sie sogar
Nachtschichten einlegen
und in der Hoffnung, dass
sie es bald nicht mehr
müssen.

Inhaltsverzeichnis

Einleitung

Kindliche Schlafprobleme sind weit verbreitet. Viele Eltern bekommen oft schon lange vor der Geburt ihres Kindes gut gemeinte Frotzeleien darüber zu hören, dass sie nun für einige Jahre nicht mehr ruhig schlafen werden.

Aber das muss nicht so sein. Mit der richtigen Vorgehensweise kann man viele Schlafprobleme schon im Voraus verhindern oder bereits bestehende Schlafprobleme wieder beheben. In diesem Buch werden wir Ihnen die typischen Ursachen für Probleme beim Schlafen, die erforschten Methoden zu ihrer Behebung und eine Reihe von weiteren Maßnahmen vorstellen.

Grundlagenwissen zum Thema Schlafen

Bevor wir uns mit dem Thema Schlafprobleme beschäftigen, möchten wir kurz ansprechen, was Schlaf überhaupt ist. Im nachfolgenden Kapitel werden Sie grundlegende Informationen zum Thema Schlaf erhalten. Wir halten das für sehr wichtig, da Fehlinformationen über den menschlichen Schlaf zu falschem Verhalten führen und dadurch viele Schlafprobleme überhaupt erst entstehen.

Das Einmaleins des Schlafs

„So weit ich weiß, ist der einzige wirklich gut belegte Grund, warum wir schlafen müssen, der dass wir müde werden."

- William C. Dement, amerikanischer Schlafforscher, Stanford University

Wie man aus dem Zitat von William C. Dement entnehmen kann, ist es Schlafforschern selbst nach Jahrzehnten der Forschung noch nicht gelungen, den menschlichen Schlaf vollständig zu entschlüsseln.

Doch auch wenn der Schlaf noch nicht vollständig erforscht ist, so hat die Wissenschaft mittlerweile ein grundlegendes Wissen über den Schlaf und das Schlafbedürfnis des Menschen zusammengetragen. So ist heutzutage immerhin bekannt, wie der menschliche Schlafzyklus abläuft und wie viel Schlaf ein Mensch benötigt.

In diesem Buch möchten wir jedoch gar nicht bis in das letzte Detail auf die Ergebnisse der aktuellen Schlafforschung eingehen, sondern Ihnen ein grundsätzliches Verständnis vom menschlichen Schlaf vermitteln. Das halten wir für nötig und wichtig, denn nur so können Sie als Eltern bzw. Elternteil einschätzen, wie viel Schlaf Ihr Kind braucht und welche Schlafqualität richtig für es ist.

Natürlich legen wir besonderen Wert darauf, Ihnen das Schlafverhalten und die Ergebnisse der Schlafforschung in Bezug auf Babys und Kleinkinder nahezubringen, allerdings wird die Schlafforschung verständlicherweise meistens an Erwachsenen durchgeführt, besonders wenn es um Experimente mit Schlafentzug geht. Aus Experimenten mit Schlafentzug erfährt man die körperlichen und seelischen Folgen von mangelndem Schlaf. Aus den Ergebnissen solcher Experimente werden dann häufig Rückschlüsse darauf gezogen, was genau der Schlaf im Körper bewirkt. Solche Experimente werden mit freiwilligen Erwachsenen durchgeführt und natürlich nicht mit Kindern.

Manche Forscher haben sich auf die Forschung mit Erwachsenen spezialisiert und führen keine Forschung mit Kindern durch. Auch diese Forscher haben viele Erkenntnisse über den Schlaf gewonnen, die aber für Kinder nicht ausdrücklich bestätigt wurden.

Durch die Erforschung des Schlafs der Erwachsenen kann man zwar viele Rückschlüsse auf den kindlichen Schlaf ziehen, trotzdem ist hier Vorsicht geboten, da sich der Schlaf von Erwachsenen und Kindern unterscheidet. Der markanteste Unterschied, der jedem sofort auffällt, wenn man den Schlaf eines Neugeborenen mit dem eines Erwachsenen vergleicht, ist die Dauer des Schlafs. Neugeborene schlafen erheblich mehr als Erwachsene. Sie benötigen teilweise 18 Stunden oder noch mehr pro Tag, Erwachsene hingegen brauchen im Schnitt 7 bis 9 Stunden.

Da wir Sie aber möglichst umfassend informieren möchten, werden wir in diesem Kapitel auch Ergebnisse aus Studien mit Erwachsenen verwenden.

Die innere Uhr

In Bezug auf Schlafprobleme bei Kindern halten wir das Thema „innere Uhr" für besonders wichtig, weswegen wir uns in diesem Kapitel damit beschäftigen werden.

Jeder hat schon einmal den Begriff „innere Uhr" gehört. Es handelt sich hierbei um komplexe Vorgänge im Körper von Lebewesen, die bestimmte Körperfunktionen steuern. Um die Wichtigkeit der inneren Uhr einschätzen zu können, ist es interessant zu wissen, dass alle bekannten Lebewesen, die aus zwei oder mehr Zellen bestehen, ihre eigenen inneren Uhren entwickelt haben. Dies gilt sogar für eine Vielzahl der Einzeller.

Wenn man zum Beispiel einen Krebs, der an einem Strand in Norddeutschland lebt, einmal um die Welt fliegen, an einem Strand in Neuseeland aussetzen und ihn dann beobachten würde, würde man feststellen, dass dieser Krebs immer noch das spezifische Verhalten zeigt, dass den Gezeiten in Norddeutschland entspricht, obwohl er die dortigen Umweltbedingungen gar nicht mehr wahrnehmen kann. Dieses Experiment könnte man auch mit Menschen durchführen. Statt eines Krebses aus Norddeutschland nehmen wir einfach einen Menschen aus Norddeutschland und fliegen ihn einmal um die halbe Welt. Dieser Mensch hätte einen Schlafrhythmus, der völlig konträr zu dem der anderen Menschen um ihn herum wäre. Wie Sie natürlich wissen, handelt es sich hierbei um den sogenannten „Jet-Lag".

Die innere Uhr ist in Wirklichkeit der sogenannte nucleus suprachiasmaticus, meistens abgekürzt SCN, abgeleitet von der englischen Bezeichnung „suprachiasmatic nucleus". Der SCN ist ein Kernbereich im Hypothalamus, einem Abschnitt in unserem Gehirn. Er funktioniert als die sogenannte „Master Clock", was englisch ist für Hauptuhr. Der SCN kontrolliert die 24-Stunden-Rhythmen im Körper, die in der Fachsprache auch die circadianen Rhythmen genannt werden. Darüber hinaus gibt es noch weitere innere circadiane Rhythmen, die mehr oder weniger unabhängig vom SCN sind. Sie liegen zum Beispiel in der Leber oder auch in der Lunge, aber für die Thematik dieses Buches ist besonders der SCN von Bedeutung.

Für uns ist es von Interesse zu wissen, dass der SCN eigentlich falsch geht. Er schafft nämlich keinen genauen 24-Stunden-Rhythmus. Das wissen wir zum Beispiel aus Experimenten mit Menschen, die komplett von der Außenwelt abgeschottet wurden und keinerlei Eindrücke mehr von außen bekamen. Sie hatten keine Uhren, keine Fenster, nahmen ihre Mahlzeiten nicht zu festgelegten Zeiten ein und erlebten auch sonst nichts, was ihnen erlaubte, Rückschlüsse auf die Tageszeit zu ziehen. Falls Sie sich jetzt fragen, ob solche Experimente womöglich unter Zwang an Sträflingen durchgeführt wurden, können wir Sie beruhigen. Es gibt in der Tat eine Reihe von Menschen, die sich im Dienst der Wissenschaft freiwillig zur Verfügung stellen. Übrigens haben diese Probanden erstaunlicherweise auch nicht unter dem Experiment gelitten, sondern beschreiben die Zeit als sehr produktiv.

In solchen Experimenten hat man beobachtet, dass die Probanden pro 24-Stunden-Rhythmus immer etwas später aufwachten als im vorher gehenden, zum Beispiel 20 Minuten. Das Interessante daran ist, dass das nicht nur einmal passiert, sprich dass ein Proband, der normalerweise vielleicht morgens um 7:00 Uhr aufsteht, nun dauerhaft um 7:20 Uhr aufsteht. Vielmehr handelt es sich um einen permanenten Vorgang. Der Proband wacht also beim ersten 24-Stunden-Rhythmus um 7:20 Uhr auf, beim nächsten um 7:40 Uhr, dann um 8:00 Uhr und immer so weiter. Diese Verschiebung ist außerdem nicht nur auf den Morgen beschränkt, sondern setzt sich fort, bis die Person vielleicht irgendwann um 18:00 Uhr aufwacht. Was auch bemerkenswert an diesem Umstand ist, dass die zeitliche Verschiebung nicht nur das Aufwachen beeinflusst, sondern alle anderen Körperfunktionen ebenfalls davon betroffen sind.

In diesem Zusammenhang stellt sich natürlich sofort die Frage, warum nicht alle Menschen einen Rhythmus haben, der völlig „falsch" läuft, so dass der eine vielleicht um 7:00 Uhr morgens zur Arbeit geht und der andere womöglich erst um 18:00 Uhr abends. Wie wir alle wissen, entspricht dieses Szenario nicht der Realität.

Der Grund dafür ist, dass die innere Uhr ständig neu gestellt wird. Diesen Prozess nennt man Synchronisation. Dabei geben äußere Reize Informationen an den Körper. Diese Reize nennt man Zeitgeber.

Der SCN, unsere „innere Uhr", befindet sich unmittelbar über dem Sehnerv. Das hat seinen guten Grund, denn der Mensch nimmt über die Augen wahr, ob es hell oder dunkel ist. Diese Information wird von den Augen über den Sehnerv an das Gehirn weitergeleitet. Damit haben wir schon unseren ersten und für uns auch den wichtigsten Zeitgeber entdeckt, das Licht. In diesem Zusammenhang ist, nebenbei bemerkt, nicht nur die Wahrnehmung von Licht, sondern auch der Mangel an Licht, also die Dunkelheit, ebenfalls von großer Bedeutung.

Zunächst gehen wir aber näher auf das Licht ein, denn Licht ist nicht gleich Licht. Künstliches Licht unterscheidet sich von natürlichem Licht in seiner Intensität. Künstliches Licht hat ungefähr 500 Lux - mit Lux misst man die Stärke von Licht - wohingegen die Lichtstärke im Freien selbst an einem stark wolkigen Tag 8.000 Lux beträgt. Wenn Sie sich zum Beispiel im Sommer in die Sonne legen, dann hat die direkte Sonneneinstrahlung sogar 300.000 Lux. Dennoch hat sich gezeigt, dass künstliches Licht, auch wenn es eine geringere Lichtstärke hat als natürliches, eindeutige Auswirkungen auf uns Menschen hat. In Experimenten wie dem oben beschriebenen, bevorzugten Menschen, die nur künstliches Licht zur Verfügung hatten, einen 25-Stunden-Tag. Probanden in einem ähnlichem Experiment an der Havard-Universität, das ohne künstliches Licht durchgeführt wurde, hatten hingegen einen Rhythmus von 24 Stunden und 11 Minuten (+- 16 Minuten).

Halten wir also fest: Licht ist ein Zeitgeber. Ein weiterer Zeitgeber, den Sie sich ebenfalls unbedingt merken sollten, ist die Temperatur. In der natürlichen Umgebung ist es nachts kälter als tagsüber. Aus diesem Grund ist die Temperatur ebenfalls eine wichtige Informationsquelle für den Körper hinsichtlich der Tageszeit. Jeder weiß, nachts ist es üblicherweise kühler als tagsüber.

Das klingt nun vielleicht alles sehr theoretisch und Sie bekommen womöglich den Eindruck, der Mensch wäre den Reizen aus seiner Umwelt hilflos ausgeliefert und würde durch sie gesteuert. Das ist jedoch nicht ganz zutreffend, denn es gibt noch weitere Zeitgeber. Diese könnte man vielleicht als soziale Zeitgeber bezeichnen. Zu ihnen gehören zum

Beispiel Aktivitäten wie Essen, Trinken, Bewegung und der Kontakt mit anderen Menschen.

Wir kommen nun zum einem Aspekt, der von großer Wichtigkeit für Sie und Ihr Kind in Ihrer aktuellen Situation ist. Man könnte meinen, wenn ein Zeitgeber wahrgenommen wird, dann übermittelt das der inneren Uhr, ob es Tag oder Nacht ist. Das ist aber nicht der Fall, oder zumindest nur eingeschränkt, denn in Wirklichkeit wird die innere Uhr nur dann neu justiert, wenn der Körper etwas anderes erwartet als tatsächlich passiert.

Ein Beispiel: Ihr Körper denkt es wäre nachts. Nun machen Sie das Licht an. Der Zeitgeber meldet Ihrem Körper, dass es Tag ist. Die Zeiträume, in denen der Körper erwartet, dass es Tag oder Nacht ist, nennt man Phasen. Wenn man nun anderen Reizen ausgesetzt ist, als der Körper erwartet, verschieben sich die Phasen. Diesen Prozess nennt man wenig überraschend: Phasenverschiebung.

Viele fragen sich wahrscheinlich, wie kann es dann sein, dass meine innere Uhr nicht völlig aus dem Lot gerät, wenn ich nachts kurz das Licht anmache, um ins Bad zu gehen. Das liegt daran, dass die innere Uhr relativ träge ist. Ein kleiner einmaliger Reiz wirft nicht sofort den gesamten Rhythmus durcheinander.

Um beschreiben zu können, wie stark ein Zeitgeber sich auf die innere Uhr auswirkt, unterteilt man die Phasenverschiebung in zwei verschiedene Gruppen, den sogenannten Typ-0-Response und den Typ-1-Response. Das klingt komplizierter als es ist. Ein Typ-1-Response bedeutet lediglich, dass die Phasenverschiebung relativ gering ausfällt, während ein Typ-0-Response bedeutet, dass sie relativ stark ist.

Ein Typ-0-Response ist dadurch definiert, dass es irgendwann einen Moment gibt, der die innere Uhr um zwölf Stunden verschieben kann. In einer Studie wurde zum Beispiel festgestellt, dass wenn man einen Menschen drei Tage in Folge morgens starkem Licht aussetzt, er darauf mit einer solchen Phasenverschiebung reagieren würde. Die Intensität des Zeitgebers, zum Beispiel die Lichtstärke bei Licht, ist aber dabei von entscheidender Bedeutung. Die innere Uhr unterliegt zwar einer gewissen Trägheit, lässt sich aber auch relativ schnell umprogrammieren.

Wichtig ist auch zu wissen, dass der Körper sich die Informationen nicht immer nur von einem einzigen Zeitgeber holt, sondern von mehreren gleichzeitig.

Warum ist das aber für unser Thema so wichtig? Weil viele Eltern ihre Kinder, ohne es zu wissen, gleichzeitig unterschiedlichen Zeitgebern aussetzen, die die innere Uhr des Kindes verwirren. Ein klassisches Beispiel dafür ist die folgende Situation: Im Kinderzimmer wird das Licht abends zum Schlafen gelöscht aber gleichzeitig wird die Heizung stark angedreht, damit das Kind nicht friert. Was passiert nun? Die innere Uhr des Kindes erwartet gerade die Nacht. Das wird auch durch die Dunkelheit im Zimmer bestätigt. Die stark angeschaltete Heizung hingegen verursacht eine hohe Temperatur, die dem Kind als Zeitgeber mitteilt, dass es Tag ist. Warum Kinder trotzdem schlafen, liegt daran, dass die Temperatur generell ein schwächerer Zeitgeber ist als das Licht beziehungsweise in diesem Fall der Mangel an Licht.

Eine innere Uhr, die permanent durch falsche Impulse verwirrt wird, kann verständlicherweise zu Schlafproblemen führen.

Aber das ist noch längst nicht alles. Die sozialen Zeitgeber, die wir zuvor bereits angesprochen haben, sind außerordentlich stark. Der deutsche Wissenschaftler Jürgen Aschoff hat herausgefunden, dass Licht eigentlich ein relativ schwacher Zeitgeber für Menschen ist und dass die sozialen Zeitgeber stärker sind.

Es ist sogar so, dass Menschen, die völlig vom Tageslicht abgeschnitten sind, allein durch die sozialen Zeitgeber einen 24-Stunden-Rhythmus aufrecht erhalten können. Hier könnte man sich beispielsweise eine Besatzung auf einem U-Boot vorstellen, dass sehr lange nicht auftaucht.

Und auch hier machen viele Eltern völlig unbeabsichtigt große Fehler. Ein häufiges Beispiel, wenn ein Elternteil arbeitet und der andere sich um das Kind kümmert, ist folgende Situation. Jeden Abend, wenn das Kind sich eigentlich bereits in der Nachtphase befindet, kommt der arbeitende Elternteil nach Hause, freut sich auf sein Kind und beginnt, sich mit seinem Kind zu beschäftigen. Sowohl der häufiger abwesende Elternteil als auch das Kind sind glücklich darüber, Zeit miteinander zu haben. Dummerweise teilen solche sozialen Aktivitäten dem Kind aber mit, dass es Tag ist. In unserem Beispiel bringt das Spielen mit dem Elternteil die innere Uhr des Kindes durcheinander.

Im zweiten Teil dieses Buches wird Ihnen unser Programm zeigen, wie Sie trotz der Alltagstücken und Fallstricke die innere Uhr Ihres Kindes so beeinflussen können, dass es sich zur Bettzeit in der Nachtphase befindet und zur Wachzeit in der Tagphase. Außerdem werden wir auch auf den Mittagsschlaf eingehen.

Das Wichtigste hier noch einmal im Überblick.

- Der Mensch hat eine sogenannte innere Uhr, die den 24-Stunden-Rhythmus steuert.

- Der menschliche Rhythmus ist in eine Tag- und eine Nachtphase unterteilt.

- Sogenannte Zeitgeber signalisieren dem Körper, wann welche Phase ist.

- Die Zeitgeber verändern die Phasen der inneren Uhr nur dann, wenn der Körper sie nicht erwartet. Beispiel: Der Körper ist in der Nachtphase und die Sonne geht auf. Das führt zu einer Verschiebung der Phase. Ist der Körper jedoch in der Tagphase und er ist Tageslicht ausgesetzt, führt dies nicht zur Verschiebung der Phase.

- Die wichtigsten Zeitgeber sind: Licht, Temperatur und soziale Aktivitäten (auch ohne menschliches Gegenüber, also zum Beispiel alleine spielen).

- Damit ein Kind gut schlafen kann, muss seine innere Uhr gut kalibriert sein.

REM und Non-REM-Schlaf

Schlaf ist nicht gleich Schlaf. Der menschliche Schlaf lässt sich grob in zwei verschiedene Formen einteilen, den sogenannten REM-Schlaf und den Non-REM-Schlaf, auch NREM-Schlaf.

REM steht für Rapid Eye Movement, was aus dem Englischen kommt und soviel wie schnelle Augenbewegung heißt. Seinen Namen hat diese Form des Schlafs daher, dass sich die Augen der Menschen während des REM-Schlafs schnell bewegen.

Der Non-REM-Schlaf wird normalerweise noch einmal in drei, manchmal auch in vier Stufen unterteilt. Auf die Unterschiede zwischen dem REM- und Non-REM-Schlaf werden wir im Folgenden eingehen.

Zunächst aber möchten wir hier die Gelegenheit nutzen, um Ihnen ein Beispiel dafür zu geben, wie unterschiedlich der Schlaf von Erwachsenen und Kindern ist. Ein gesunder erwachsener Mensch verbringt etwa 20 bis 25 Prozent seines Schlafes, also ungefähr 90 bis 120 Minuten pro Nacht, im REM-Schlaf. Ein Neugeborenes hingegen verbringt 80 Prozent seines Schlafes im REM-Schlaf. Diese Tatsache demonstriert sehr anschaulich, dass das Schlafverhalten von Kindern sich nicht nur in seiner Dauer vom erwachsenen Menschen unterscheidet, sondern auch in der Form des Schlafs.

REM-Schlaf

Versuchen Sie einmal, sich Ihren letzten Traum in Erinnerung zu rufen. Die Wahrscheinlichkeit, dass Sie diesen Traum geträumt haben, während Sie sich in einer REM-Schlafphase befanden, ist sehr groß. Das liegt daran, dass fast alle Träume, die uns im Gedächtnis bleiben, während des REM-Schlafs stattfinden. Mittlerweile ist zwar bekannt, dass man auch in der

Non-REM-Schlafphase träumt, aber Träume in der REM-Phase sind weitaus häufiger.

Interessanterweise könnte man annehmen, dass man während des Träumens besonders tief schläft. Die REM-Schlafphase wird aber als die leichteste Form des Schlafes angesehen. EEG-Wellen einer Person im REM-Schlaf sind der einer wachen Person sehr ähnlich. Paradoxerweise lassen sich Menschen aber während der REM-Schlafphase schwerer aufwecken als in jeder anderen Schlafphase.

Eine besondere Eigenheit des REM-Schlafes ist die Tatsache, dass die meisten Muskeln im Körper in dieser Phase wie paralysiert, also gelähmt sind. Davon sind die Augen selbstverständlich ausgenommen.

Non-REM-Schlaf

Im Gegensatz zum REM-Schlaf gibt es in der Schlafphase des Non-REM-Schlafs keine oder nur wenige Augenbewegungen und die Muskeln sind nicht paralysiert. Der Non-REM-Schlaf wird mittlerweile in drei Stufen unterteilt, früher war eine Einteilung in vier Stufen üblich.

Interessant zu erfahren ist, dass man, wenn man in Stufe eins aufgeweckt wird, glaubt, man wäre die gesamte Zeit über wach gewesen.

Schlafzyklen

Der Schlaf verläuft in Zyklen zwischen REM- und Non-REM-Schlaf. Der normale Zyklus ist folgendermaßen:

NREM 1 -> NREM 2 -> NREM 3 -> NREM 2 -> REM.

Ein solcher Zyklus dauert beim Erwachsenen ca. 90 Minuten (± 30 Minuten), wohingegen der Zyklus bei Babys nur etwa 60 Minuten lang ist.

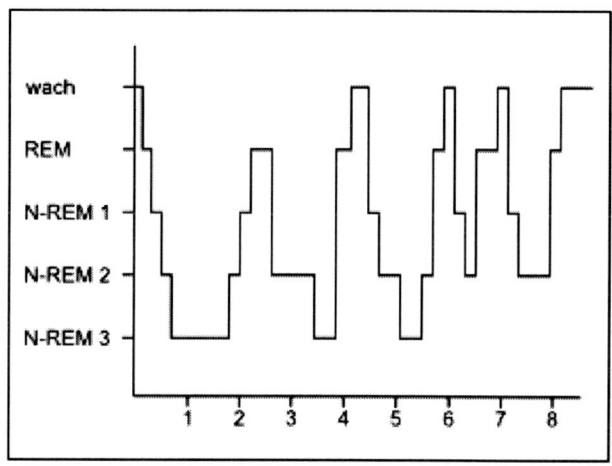

Was viele Menschen nicht wissen, ist, dass man nicht die ganze Nacht durchschläft, sondern während des Schlafs aufwacht. Das ist völlig normal und geschieht bei allen Menschen in allen Altersstufen. Das Spannende daran ist, dass sich die meisten Menschen an diese Aufwachmomente nicht erinnern. Auch Kinder wachen nachts zwischendurch immer wieder auf und schlafen dann wieder ein. Viele Eltern bemerken gar nicht, dass ihr Kind nachts einige Male wach wird und glauben, ihr Kind würde durchschlafen. Teilweise sind solche nächtlichen Wachzeiten relativ ausgeprägt. Oft spielt das Kind sogar ein wenig in seinem Bettchen, bevor es von alleine wieder einschläft.

Um Schlafproblemen bei Kindern auf den Grund zu gehen, wird manchmal eine Kamera im Schlafzimmer des Kindes installiert, um sie beim Schlafen zu filmen. Wenn bei der Auswertung der so entstandenen Videos solche längeren Wachzeiten zu Tage treten, sind die Eltern meistens völlig überrascht und hätten das nicht für möglich gehalten.

Für viele Babys mit vermeintlichen Schlafproblemen stellt dieses nächtliche Aufwachen ein Problem dar, denn sie haben Schwierigkeiten, ohne die elterliche Hilfe von allein zurück in den Schlaf zu finden. Ob das eigene Kind unter diesen Schwierigkeiten leidet und wie man Abhilfe schaffen kann, wird im zweiten Teil des Buches behandelt.

Das kindliche Schlafbedürfnis

Im Internet finden sich unzählige Quellen, die genau angeben, wie viel Schlaf ein Kind in welchem Alter braucht. Da werden die angeblich benötigten Schlafstunden ganz präzise in Tabellen aufgelistet. Auffallend ist, dass sich die Angaben von Quelle zu Quelle unterscheiden und ihre Urheber sich offensichtlich nicht einmal annähernd darüber einig sind, wie viel Schlaf der Mensch nun tatsächlich braucht.

So erfährt man aus der einen Tabelle, dass ein neunmonatiges Kind genau 12 ¼ Stunden Schlaf braucht, während die nächste Quelle angibt, dass ein Kind in diesem Alter exakt 11 Stunden und 45 Minuten benötigt. Andere Autoren wiederum geben sehr vage Zeiträume an, wie zum Beispiel 11 – 13 Stunden. Zwar haben solche Information auch ihren Nutzen, denn sie helfen dabei, ungefähr abzuschätzen, ob ein Kind ausreichend schläft, aber man sollte sich nicht sklavisch daran halten.

Oft erleben Eltern auch, dass eine Oma, andere Eltern oder Bekannte behaupten, ihr Kind würde nicht genug schlafen. Eltern fühlen sich davon unter Umstäden unter Druck gesetzt, denn der Ausdruck „nicht genug" deutet an, dass das Kind mehr schlafen muss, weil sich ein Zuwenig an Schlaf womöglich negativ auf die Gesundheit des Kindes auswirken könnte. Aber auch ohne diese Unkenrufe aus dem sozialen Umfeld machen sich viele Eltern Sorgen, dass ihr Kind nicht normal wachsen oder in seiner geistigen Entwicklung zurück bleiben könnte, wenn es nicht ausreichend schläft.

Die Meinungen vieler Außenstehender, ganz besonders im Internet, gehen mitunter sogar soweit zu behaupten, dass Kinder, die nicht die zum Teil völlig überzogenen Schlafvorstellungen erfüllen, schwerste Hirnschäden oder gravierendste psychische Erkrankungen erleiden können.

Aufgrund solcher Informationen haben viele Eltern, deren Kinder eigentlich völlig normal und ausreichend schlafen, häufig Probleme mit ihren Kindern im Alltag. Schließlich möchten sie verhindern, dass ihr Kind einen körperlichen oder seelischen Schaden nimmt. Als Reaktion versuchen sie dann mit aller Kraft, den Schlaf ihres Kindes an die Schlaftabellen anzupassen. So kommt es zum Beispiel vor, dass Eltern aus einer Quelle entnehmen, dass Kinder täglich zwei Stunden Mittagsschlaf brauchen und daraufhin verzweifelt mit ihrem Kind darum ringen, dass es diese zwei Stunden auch exakt einhält. Sollte das Kind dann nach 1½ Stunden „vorzeitig" aus dem Mittagsschlaf erwachen, wird versucht, es irgendwie doch noch dazu zu bringen, dass es die letzte halbe Stunde auch noch schläft. Solche Situationen werden oft sehr emotional und können sich über Stunden hinziehen.

Unser Rat: Lassen Sie sich nicht von der Meinung anderer beeinflussen oder aus der Ruhe bringen. Die einzigen Menschen, die entscheiden können, ob ihr Kind wirklich genug schläft, sind Sie selbst und natürlich Ihr Kinderarzt. Wir möchten in diesem Zusammenhang festhalten, dass Schlaf kein Selbstzweck ist. Der Mensch schläft aus verschiedenen Gründen. Leider kennt die Wissenschaft diese noch nicht vollständig. Aber die Mediziner können bereits sehr gut feststellen, ob bei einem Menschen ein Schlafmangel vorliegt. Sollten Sie also Zweifel haben, ob Ihr Kind genug Schlaf bekommt, empfehlen wir, das Kind einmal von Ihrem Kinderarzt untersuchen zu lassen.

In den wenigen Fällen, in denen Kinder wirklich krankhaft zu wenig schlafen, sind sie auch tatsächlich krank und dann kann die Diagnose und die Behandlung nur von einer spezialisierten Fachkraft durchgeführt werden.

Manche LeserInnen denken vielleicht, dass die Werte in den verschiedenen Tabellen ja nicht so ganz aus der Luft gegriffen sein können und womöglich ein guter Indikator dafür sind, ob ein Kind ausreichend schläft. Um zu verdeutlichen, wie stark die Durchschnittswerte in den Schlaftabellen von der Realität abweichen können, möchten wir Ihnen einmal ein Beispiel geben.

Professor Sadeh, von der Universität Telaviv, beschreibt in seinem Buch „Sleeping like a Baby", wie er mit seinem Team 220 Neugeborene beobachtet hat. Er ist in Übereinstimmung mit den meisten Tabellen, auf eine durchschnittliche Schlafdauer von zwei Drittel des Tages gekommen.

Was aber bemerkenswert war, waren die Unterschiede im Schlafbedürfnis zwischen den einzelnen Kindern. Diese waren nämlich von Kind zu Kind mitunter stark ausgeprägt. So variierte die Bandbreite der geschlafenen Stunden zwischen 9 und 21 Stunden. Das heißt, dass manche Babys nur 9 Stunden schliefen und andere wiederum 21 Stunden. Professor Sadeh stellte darüber hinaus auch noch fest, dass diese individuellen Unterschiede vom ersten Lebenstag an bestanden.

Nicht nur bei Neugeborenen sind derartig große Abweichungen beim Schlafbedürfnis normal, sondern auch erwachsene Menschen schlafen unterschiedlich viel. Obwohl für Erwachsene eine nächtliche Schlafmenge von sechs bis acht Stunden als normal gilt, sind andere Werte durchaus üblich. Der Schlafforscher Perez Lavie ist der Auffassung, dass ein erwachsener Mensch auch dann gesund ist, wenn er zwischen vier und zwölf Stunden schläft, solange er sich dabei wohl fühlt.

Wir sollten also festhalten, dass das Schlafbedürfnis nicht durch Training beeinflusst wird, sondern natürlich vorgegeben ist. Wenn Ihr Kind besonders viel oder besonders wenig schläft, dann ist das seine natürliche Veranlagung und man kann daran nichts ändern. Natürlich kann die Schlafdauer aufgrund von äußeren Umständen variieren. Kranke Kinder schlafen oft etwas mehr als gesunde, oder Kinder, die wissen, dass sie Geburtstag haben, wachen besonders früh auf. Außerdem nimmt die benötigte Schlafmenge mit zunehmenden Alter ab, bis sie sich im Erwachsenenalter endgültig einpendelt.

Aber auch wenn wir wissen, dass die benötigte Schlafdauer von Kind zu Kind stark variieren kann, sollte man nicht automatisch zu dem Schluss kommen, dass ein Kind, das besonders wenig schläft, eben einfach so veranlagt ist. Es kann auch sein, dass äußere Umstände verhindern, dass das Kind mehr schläft. Ein einfaches Beispiel dafür wäre ein Kind, das jeden morgen um vier Uhr aufwacht, weil es durch Geräusche auf der

Straße geweckt wird, die sich jeden Tag um diese Zeit ereignen, wie zum Beispiel das Entladen eines Lieferfahrzeugs.

Sollten Sie das Gefühl haben, Ihr Kind schläft zu wenig, sollten Sie versuchen, herauszufinden, wie viel Schlaf Ihr Kind wirklich braucht. Eine einfache Vorgehensweise ist, zu prüfen, ob die aktuelle Schlafmenge des Ihres Kindes ausreicht. Hier ist also zum einen ein guter Kinderarzt gefragt, der Ihr Kind medizinisch untersucht, und zum anderen sind Sie selbst gefordert, denn Sie müssen darauf achten, ob Ihr Kind Anzeichen von Übermüdung zeigt. Die Anzeichen für Übermüdung werden in einem späteren Kapitel noch ausführlich beschrieben.

Wenn Ihr Kinderarzt bestätigt, dass sich Ihr Kind völlig gesund entwickelt und Sie selbst auch keine Anzeichen von Übermüdung bei Ihrem Kind feststellen, dann können Sie davon ausgehen, dass Ihr Kind genug Schlaf bekommt. Sollten Sie dennoch Zweifel haben, kann es keinesfalls schaden, sich eine zweite Meinung von einem anderen Kinderarzt einzuholen.

Abschließen möchten wir festhalten, dass es zwar allgemeine Richtwerte gibt, wie viel und wie lange Kinder schlafen müssen, diese aber nur als grober Anhaltspunkt gesehen werden können. Die eigene Beobachtung und die medizinische Beurteilung der Entwicklung des Kindes durch den Kinderarzt sind die tatsächlichen Bewertungskriterien dafür, wie viel Schlaf ein Kind braucht.

Füttern und die Auswirkungen auf den Schlaf

Um Nahrung aufzunehmen, müssen Babys saugen können. Das müssen sie aber nicht erst lernen, sondern sie werden bereits mit dieser Fähigkeit geboren. Der Saugreflex ist sogar schon vor der Geburt ausgebildet. Ein leichter Druck auf den Gaumen des Kindes reicht schon aus, damit es anfängt zu saugen und im richtigen Moment zu schlucken.

Muttermilch oder eine geeignete Ersatznahrung ist anfangs das wichtigste Nahrungsmittel für Säuglinge. Mit zunehmendem Alter erhalten Kinder feste Nahrung, bis sie schließlich nicht mehr gestillt beziehungsweise mit dem Fläschchen ernährt werden.

In diesem Kapitel geht es aber nicht darum, ob oder wie lange man stillen soll oder wie oft das Kind die Flaschennahrung bekommen soll, sondern wie sich das Füttern auf den Schlaf auswirkt und wie man das Füttern und das Schlafen richtig koordiniert.

Genügend Nahrung für das Kind

Eine der größten Sorgen vieler Eltern ist, dass ihr Kind zu wenig Nahrung zu sich nehmen könnte. Man sollte aber wissen, dass Babys erstaunlich wenig trinken. Wenn man sich einmal vor Augen führt, dass ein Baby nur ungefähr einen Liter Milch pro Tag trinkt, dann ist es schon verständlich, dass Eltern oft glauben, ihr Kind würde zu wenig Nahrung aufnehmen.

Es ist auch ganz normal, dass manche Kinder etwas mehr trinken, andere wiederum weniger Nahrung zu sich nehmen. Außerdem macht es einen Unterschied, ob ein Baby Muttermilch bekommt oder mit Flaschenmilch ernährt wird. Für einen Erwachsenen wäre es undenkbar, von einem Liter Milch täglich satt zu werden, aber unseren Babys genügt diese Menge offenbar.

Bei nur einem Liter Milch pro Tag ist die Sorge vieler Eltern, dass ihr Kind nicht ausreichend ernährt wird, natürlich nachvollziehbar. Wie kann man nun aber feststellen, ob das Kind genug Nahrung aufnimmt? Zum einen sollte man sein Kind selbst beobachten. Wenn es einen regelmäßigen Appetit hat und nicht ständig „hungrig" wirkt, ist das ein Hinweis, dass es genug trinkt. Zum anderen sollte man die regelmäßigen Routineuntersuchungen beim Kinderarzt wahrnehmen. Der Kinderarzt prüft während dieser Untersuchungen unter anderem auch, ob Wachstum und Gewichtszunahme des Kindes normal sind. Wenn der Kinderarzt bestätigt, dass das Kind gesund und normal entwickelt ist, kann man normalerweise beruhigt sein.

Für stillende Mütter ist es wichtig wissen, dass sie ihr Kind nicht zu früh von der Brust nehmen sollten, damit es die fett- und energiereiche Hintermilch bekommt. Manche Kinder „leeren" eine Brust schon innerhalb von 7 bis 10 Minuten, aber normal sind etwa 15 bis 20 Minuten. Jede Mutter muss selbst feststellen, wie lange das Kind braucht um zu trinken, aber so lange es die kalorienreiche Hintermilch bekommt, ist normalerweise alles in Ordnung.

Junge Kinder trinken sehr häufig

Dieses Kapitel behandelt das Zusammenspiel von Schlaf und Nahrungsaufnahme des Kindes. Die ersten Probleme gibt es häufig schon bei Neugeborenen. Da sie normalerweise noch sehr viel schlafen, haben Eltern von so kleinen Kindern, zumindest was den Schlaf betrifft, meistens noch keine Probleme. In der Regel bekommen sowohl sie selbst als auch die Babys ausreichend Schlaf. Aber natürlich gibt es hier auch Ausnahmen.

Was schon eher zu einem Problem werden kann, ist die Tatsache, dass so junge Kinder sehr oft trinken müssen. Besonders Stillkinder, aber auch Flaschenkinder, brauchen viele Fütterungen. Die Häufigkeit der Fütterungen nimmt aber mit zunehmendem Alter des Kindes ab. Das liegt einerseits daran, dass das Kind kräftiger wird, so dass es wirkungsvoller und länger saugen kann, andererseits nimmt die Magenkapazität des Kindes zu und es kann mehr Nahrung pro Fütterung aufnehmen.

Wenn Babys so häufig trinken müssen, dann brauchen sie natürlich auch in der Nacht Nahrung. Für sie ist es nicht von Bedeutung, ob ihre Eltern schlafen möchten oder nicht. Mitunter kann es sogar erforderlich sein, ein Kind zu wecken, wenn die Abstände zwischen dem Trinken zu groß sind.

An den nächtlichen Fütterungen bei sehr jungen Babys kann man nicht viel ändern und sollte sie einfach akzeptieren. Ein so kleines Kind kann seine Nahrung nur in sehr kleinen Portionen aufnehmen und braucht daher einfach mehr Mahlzeiten. Das wird sich von selbst geben, wenn das Baby wächst.

Viele Ratgeber legen fest, dass ein Kind ab dem dritten Monat nur noch einmal pro Nacht gefüttert werden muss und ab dem fünften bis siebten Monat nachts gar keine Nahrung mehr braucht. Das ist so nicht richtig.

Grundsätzlich gilt: Kinder haben unterschiedliche Bedürfnisse. Das betrifft sowohl die Nahrungsmenge pro Fütterung als auch die Nahrungsmenge, die Kinder pro Tag brauchen. Die benötigte Nahrungsmenge hängt zum einen davon ab, wie aktiv ein Kind tagsüber ist, aber auch angeborene individuelle Unterschiede bestimmen die Energiemenge, die ein Kind braucht, um satt zu werden.

Natürlich ist auch die Beschaffenheit der Nahrung von erheblicher Bedeutung. Wird das Kind gestillt und bekommt zusätzlich Beikost? Manche Eltern füttern abends noch einen Brei, andere nicht.

Sowohl starre Zeiten als auch feste Mengen sind kontraproduktiv. Worauf es wirklich ankommt, ist die Frage, wie viel Nahrung Ihr Baby braucht. Wenn es nachts nur wenig Nahrung braucht, ist das für Ihr Baby wahrscheinlich ganz normal, wenn es mehr braucht, kann das ebenfalls richtig sein. Lassen Sie sich nicht von Regeln oder Zahlen aus der Ruhe bringen und fragen Sie im Zweifel immer Ihren Arzt.

Übrigens, keine Fütterung in der Nacht bedeutet nicht die gesamte Nacht, sondern, dass das Kind sechs bis sieben Stunden auskommt, ohne gefüttert zu werden. Im besten Fall wäre das eine Situation ähnlich wie in dem nachfolgenden Beispiel:

19:00 Uhr: Das Kind schläft ein

22:00 Uhr: Das Kind wird gefüttert

04:30 Uhr: Das Kind wacht auf und muss gefüttert werden

Wie das vorher gehende Beispiel demonstriert, ist ein einmaliges Aufwachen während der Nacht kaum zu vermeiden. Nur wenige Kinder schaffen es, mit einem halben Jahr schon volle zehn Stunden durchzuschlafen.

Übrigens, die Fütterung um 22:00 Uhr ist die sogenannte Traumfütterung (auf englisch „Dreamfeed"). Mit dieser Methode kann man für die Eltern die längste Schlafzeit am Stück erzielen. Dennoch müssen die Eltern in unserem Beispiel schon wieder um 4:30 Uhr aufstehen.

Da Traumfüttern auch einige Nachteile hat und überdies kontrovers betrachtet wird, soll dies keine generelle Empfehlung für diese Methode sein, sondern nur verdeutlichen, dass manche Eltern trotz dieser Methode nicht mehr Schlaf bekommen, weil ihr Kind nachts einfach Hunger hat.

Was Traumfüttern genau ist, wie man es macht und was die Nachteile sind, werden wir Ihnen im Folgenden noch genau erläutern.

Aber wie lässt sich nun herausfinden, wie oft man sein Kind nachts füttern muss?

Unterscheiden zwischen echtem Hunger oder gewohnheitsmäßigem Trinken

Wenn ein Kind nachts wach wird und gefüttert werden möchte, hat es normalerweise Hunger. Es besteht aber auch die Möglichkeit, dass es nicht wirklich hungrig ist, sondern dass es sich einfach nur daran gewöhnt hat, auf diese Weise wieder einzuschlafen.

Eine solche Angewohnheit entsteht meistens folgendermaßen: Ein sehr junges Baby braucht noch häufige Fütterungen, um ausreichend Nahrung zu bekommen. Oft schläft es während oder nach dem Trinken an der Brust oder mit der Flasche ein. Nach und nach gewöhnt sich das Kind daran, auf diese Weise einzuschlafen. Irgendwann erwartet das Kind dann ganz automatisch die Brust oder die Flasche um zu schlafen. Das kann sogar soweit gehen, dass das Kind ohne Brust oder Flasche gar nicht mehr einschlafen kann.

Das Saugen an der Brust oder der Flasche wirkt beruhigend und schlaffördernd auf das Kind. Wenn es immer während des Saugens einschläft, also das Saugen ein Hilfsmittel zum Einschlafen geworden ist, lernt das Kind nicht, wie es ohne diese Hilfe einschlafen kann.

Das ist sehr häufig der Grund dafür, warum viele Kinder nachts aufwachen und nach ihrer Mutter rufen oder weinen. Wenn sie dann die Brust oder das Fläschchen bekommen, trinken sie nicht wirklich, da sie ja gar nicht hungrig sind, sondern nuckeln nur kurz für einige Minuten und schlafen dann wieder ein. In seltenen Fällen kommt es auch vor, dass die Kinder tatsächlich viel trinken und dann ihre Windel nass machen.

Ein solches Verhalten nennt man Schlafassoziation. Das Einschlafen an der Brust, Flasche oder mit Schnuller ist die mit Abstand häufigste Schlafassoziation. Später in unserem Programm werden Sie erfahren, was man tun kann, wenn sich das Kind daran gewöhnt hat, mit einem Hilfsmittel zu schlafen.

1. So selten wie möglich an der Brust oder mit der Flasche einschlafen

Wenn man vermeiden möchte, dass eine Schlafassoziation wie die zuvor beschriebene entsteht, sollte man sein Kind so selten wie möglich an der Brust oder mit der Flasche einschlafen lassen. Das klingt natürlich einfacher als es ist. Bei Kindern, die mit der Flasche ernährt werden, befürchtet man, dass sie zu wenig Nahrung bekommen könnten und bei gestillten Kindern besteht die Gefahr, dass sie die wertvolle Hintermilch nicht erhalten. Gerade beim Stillen kann man nicht so leicht feststellen, ob die Brust „leer" ist oder nicht.

Man muss also ein Gefühl dafür entwickeln, wann das Kind genug hat und nur noch nuckelt, weil es im Begriff ist, einzuschlafen. Idealerweise sollen Sie versuchen, zwischen dem Ende des Stillens und dem eigentlichen Einschlafen einen Zeitraum von fünf bis zehn Minuten zu legen, sowohl beim Nacht- als auch beim Mittagsschlaf.

2. Warum feste Nahrung häufig keine Hilfe ist

Viele Eltern, deren junges Baby nachts häufiger aufwacht, weil es gefüttert werden möchte, hoffen, dass ihr Kind länger schläft, wenn es feste Nahrung bekommt. Der Gedanke dahinter ist, dass es länger dauert bis feste Nahrung verdaut wird. Ein Kind, dessen Magen mit fester Nahrung gefüllt ist, soll dann nicht mehr mitten in der Nacht aufwachen weil es Hunger hat.

Leider ist das nicht unbedingt die Lösung des Problems. Der Verdauungstrakt junger Kinder ist nämlich noch gar nicht auf feste Nahrung eingestellt. Das ist zwar je nach Baby unterschiedlich, aber normalerweise betrifft das Kinder, die jünger als vier bis sechs Monate alt sind. Der Verdauungstrakt des Kindes muss erst die grundsätzliche Möglichkeit entwickeln, Breie zu verdauen.

Teilweise ist es sogar so, dass jüngere Kinder ernsthafte Probleme haben, feste Nahrung überhaupt zu verdauen. Studien haben gezeigt, dass bei sehr jungen Babys (jünger als vier Monate) das Füttern von fester Nahrung vor dem Zu-Bett-Gehen keinen Unterschied gemacht hat, ob es nachts aufwacht oder nicht. Grundsätzlich geht man heute davon aus, dass es keine Vorteile hat, das Kind zu früh mit fester Nahrung zu füttern, sondern dass es sogar Nachteile haben kann.

Wenn Kinder zu früh feste Nahrung erhalten, kann sich das nachteilig auf ihre Gesundheit auswirken. Die Risiken sind unter anderem ein erhöhtes Diabetesrisiko, ein höheres Risiko, eine Allergie zu entwickeln und erhöhtes Risiko übergewichtig zu werden. Man sollte also nicht leichtfertig damit beginnen, seinem Kind zu früh feste Nahrung zu geben. Im Zweifel sollte man das mit seinem Kinderarzt besprechen.

Warum es dennoch relativ viele positive Erfahrungsberichte von Eltern und sogar Empfehlungen, ganz besonders im Internet, dafür gibt, die auf das Füttern von fester Nahrung zu einem frühen Zeitpunkt schwören, liegt nicht zuletzt daran, dass die meisten Eltern ihr Kind erst in einem Alter von vier bis sechs Monate mit Brei oder anderer fester Nahrung füttern. Wie es der Zufall will, ist dies auch das Alter, in dem die meisten Kinder von ganz allein länger durchschlafen. Viele Eltern schreiben es dann aber trotzdem dem Zufüttern von fester Nahrung zu, wenn ihr Kind nach ein oder zwei Wochen bessere Schlafgewohnheiten entwickelt. Das Füttern der festen Nahrung war dann aber gar nicht der tatsächliche Grund für den besseren Schlaf, sondern die ganz normale kindliche Entwicklung.

In einer Studie aus dem Jahr 1989 (Infant Sleep and Bedtime Cereal Michael L. Macknin, MD; Sharon VanderBrug Medendorp, MPH; Mary C. Maier, MD) hat man das schon relativ früh herausgefunden. Darin wurde getestet, wie viele Kinder durchschlafen, wenn man ihnen vor dem Schlafengehen Reisbrei zufüttert. In der Studie wurde festgestellt, dass es keinen Vorteil gebracht hat, den Kindern vor dem Schlafen Brei zu geben.

3. Fütterung kurz vor dem Schlafengehen ist gut, aber nicht zu früh

Wegen der Bildung möglicher Schlafassoziationen, also dem Verbinden des Gefüttertwerdens mit dem Einschlafen, sollte zwischen dem Füttern und dem Einschlafen ein kleiner zeitlicher Abstand liegen. Eine Zeit von zehn bis fünfzehn Minuten ist hier empfehlenswert.

4. Möglichkeit für Verzweifelte:Traumfüttern

„Dreamfeeding", der Begriff stammt aus dem Englischen und bedeutet Traumfüttern, ist für viele Eltern ein absolutes Wundermittel, für andere jedoch ein regelrechtes Teufelswerk.

Durch das Traumfüttern versucht man, die Schlafstunden für die Eltern zu maximieren, indem die Eltern das Kind noch einmal füttern, bevor sie selbst schlafen gehen.

Diese Methode ist besonders dann eine Möglichkeit, wenn das Kind alle fünf bis sieben Stunden gefüttert werden muss weil es die Nahrung braucht. Da Kinder üblicherweise früher schlafen gehen als ihre Eltern, kann es sein, dass sie kurz nachdem ihre Eltern eingeschlafen sind, schon wieder aufwachen und gefüttert werden müssen.

Beispiel:

Schlafenszeit des Kindes: 19:00 Uhr

Schlafenszeit der Eltern: 22:00 Uhr

Kind bekommt Hunger: 01:00 Uhr

Wie man an dem Beispiel sehen kann, ist der Rhythmus des Kindes unpraktisch für die Eltern. Nur drei Stunden, nachdem sie ins Bett gegangen sind, benötigt das Kind seine nächste Mahlzeit. Durch eine Traumfütterung um 21:45 Uhr, als kurz bevor die Eltern selbst schlafen gehen, versucht man den Zeitpunkt der nächsten Fütterung ein wenig nach vorne zu verschieben. Wenn das Kind nämlich wieder sechs Stunden schläft, nachdem es gefüttert wurde, können die Eltern selbst ebenfalls sechs Stunden schlafen. Die nächste nächtliche Unterbrechung des Schlafs wäre dann erst um 04:00 Uhr morgens, was immerhin eine Verbesserung bedueten würde. Das hört sich zwar gut an, man muss aber auch die Nachteile erwähnen.

Der Schlaf des Kindes wird unterbrochen

Beim Traumfüttern wird das Kind entgegen seiner natürlichen Schlafzyklen geweckt. Das ist niemals gut und im Übrigen auch eines der größten Probleme bei dieser Methode. Die meisten Kinder schlafen zwar sofort nach dem Trinken wieder ein bezeihungsweise saugen fast „schlafend" mit geschlossenen Augen – daher auch der Name Traumfüttern – dennoch wird der Schlaf des Kindes in der wichtigen „Traumphase" unterbrochen. Das ist ein Eingriff in das Schlafverhalten des Kindes und sollte nicht auf die leichte Schulter genommen werden.

Das Kind ist schwer zu wecken

Da das Kind zu dieser Zeit wahrscheinlich gerade tief und fest schläft, ist es nur schwer zu wecken. Dadurch entsteht ein weiteres Problem. Wie soll man es zum Saugen bekommen, wenn es so tief schläft. Viele „Traumfütterer" kennen einen Trick dafür und nutzen den Saug-Schluck-Reflex des Babys. Wenn der Gaumen des Kindes berührt wird, fängt es automatisch an zu saugen und zu schlucken. Auf diese Weise wird das Kind gefüttert, obwohl es gar nicht richtig wach ist und nicht selbst entscheiden kann, ob es essen möchte oder nicht.

Eine Schlafassoziation kann sich entwickeln

Beim Traumfüttern besteht die Gefahr, dass sich eine Schlafassoziation entwickelt, da das Kind regelmäßig mit der Brustwarze oder dem Sauger der Flasche im Mund schläft oder wieder einschläft. Das sollte man bedenken, bevor man sich für das Traumfüttern entscheidet, denn eine einmal etablierte Schlafassoziation ist nur schwer wieder zu abzugewöhnen.

Manche Babys wachen sogar noch öfter auf als vorher

Es gibt zwar noch keine wissenschaftliche Studie, die diesen Umstand genauer untersucht hat, aber es gibt immerhin Berichte, die angeben, dass die Kinder nachts öfter aufwachten, nachdem mit dem Traumfüttern begonnen wurde. Obwohl die Gründe dafür noch unbekannt sind, ist denkbar, dass die Kinder nicht so tief schlafen, weil sie befürchten nachts wieder gestört zu werden. Auch dieses Risiko sollte man kennen, bevor man sich für das Traumfüttern entscheidet.

Manchmal bringt das Traumfüttern nichts

In manchen Fällen ändert sich durch das Traumfüttern einfach gar nichts oder nur sehr wenig im Schlafverhalten des Kindes und es wacht nachts grundsätzlich immer noch zu ungefähr den gleichen Zeiten auf. Es kann zwar vorkommen, dass es etwas weniger trinkt, aber im Großen und Ganzen bleibt alles gleich.

Das Kind wird durch einen Reflex gefüttert, obwohl es gar nicht essen möchte

Durch das Traumfüttern wird das Kind geweckt und gefüttert, obwohl es müde ist und keinen Hunger hat. Um diese Tatsache zu umgehen, wird der Saug-Schluck-Reflex des Kindes ausgenutzt. Die Vorstellung, nachts essen zu müssen, ohne dass man Hunger hat, ist nicht sehr angenehm. Aus diesem Grund lehnen viele Eltern das Traumfüttern ab.

Lange Umstellungszeit

Auch wenn das Traumfüttern erfolgreich ist, so dauert die Umstellung doch ungefähr eine Woche. In dieser Zeit wachen die Kinder trotzdem noch zu ihrer sonst üblichen Zeit nachts auf.

Für Verzweifelte manchmal geeignet, aber keine generelle Empfehlung

Wir haben versucht die Nachteile des Traumfütterns darzustellen. Sie bietet eine berechtigte Aussicht auf Erfolg. Das heißt, mit dieser Methode besteht die Möglichkeit, dass erschöpfte Eltern etwas mehr Schlaf erhalten. Sehr verzweifelte Eltern können die Methode in Betracht ziehen, sollten sie aber niemals ohne vorherige Rücksprache mit ihrem Kinderarzt anwenden.

Wir möchten keine generelle Empfehlung für diese Methode aussprechen. Das Traumfüttern sollte nur in Ausnahmefällen angewendet werden.

Plötzlicher Kindstod

Der plötzliche Kindstod ist das unerwartete Versterben eines scheinbar gesunden Kindes, für dessen Tod es trotz gründlicher Untersuchung keine Erklärung gibt. In den allermeisten Fällen tritt dieser auf während das Kind schläft.

Vorbeugen gegen den plötzlichen Kindstod

Auch wenn der Grund für den plötzlichen Kindstod noch nicht bekannt ist, so gibt es eine Reihe von Risikofaktoren, die die Wahrscheinlichkeit erhöhen, dass ein Kind am plötzlichen Kindstod versterben könnte. Im Folgenden haben wir einige für Sie zusammengestellt.

Da der plötzliche Kindstod während des Schlafs auftritt, haben die Vorsichtsmaßnahmen, die man ergreifen sollte, auch Auswirkungen auf die Möglichkeiten, die man hat, um den Schlaf des Kindes zu verbessern, wenn es nachts oder beim Einschlafen Probleme hat.

Diese Liste ist allerdings nicht vollständig und daher sollten Sie sich von Ihrem Kinderarzt beraten lassen, um eine umfassende Risikominimierung des plötzlichen Kindstods sicherzustellen.

Die richtige Schlafposition

Der bekannteste Risikofaktor und einer der größten für den plötzlichen Kindstod, ist die Schlafposition.

Schlafen in der Bauchlage oder Seitenlage

Die Bauchlage ist die mit Abstand unsicherste Schlafpostion in Bezug auf den plötzlichen Kindstod. Je nach Studie wird das Risiko unterschiedlich stark bewertet, aber es gibt durchaus fundierte Anhaltspunkte, dass das Risiko um den Faktor 10 höher ist als bei anderen Schlafpositionen. Selbst ein noch höheres Risiko ist nicht auszuschließen.

Die Seitenlage, die früher als sicher galt, ist ebenfalls eine ungünstige Schlafpostion. Früher ging man davon aus, dass wenn der Arm des Kindes während des Schlafs ausgestreckt ist, dies keine Risikoerhöhung begründet. Das gilt mittlerweile als falsch. Wahrscheinlich weil das Kind sich im Schlaf auf den Bauch rollen kann. Aber von diesem Grund einmal abgesehen, es gibt Studien, die auch für die Seitenlage ein erhöhtes Risiko festgestellt haben.

Schlafen in der Rückenlage

Die Rückenlage gilt heutzutage als die sicherste und empfohlene Schlafposition bei Babys. Studien dazu ergaben für diese Position das geringste Risiko für den plötzlichen Kindstod.

Rücksprache mit dem Kinderarzt

Auch wenn der momentane Stand der Wissenschaft die Rückenlage als Schlafposition empfiehlt, raten wir Ihnen, sich auf jeden Fall zusätzlich mit einem Arzt einmal darüber zu beraten, welche Schlafposition für Ihr Baby die richtige ist.

Die Zimmertemperatur

Babys brauchen keine besonders warmen Schlafzimmer. Eine Orientierungshilfe ist, den Schlafraum seines Kindes so warm zu halten, wie man es für sich selbst zum Schlafen als angenehm empfinden würde. Eine Temperatur von etwa 16 – 18 Grad Celsius kann hier als Richtwert gelten. Die Kleidung und der Schlafsack des Babys sollten an die Raumtemperatur angepasst sein. Wenn es zum Beispiel im Sommer sehr warm ist, braucht auch ein Baby weniger Kleidung und einen dünneren Schlafsack als im Winter.

Die richtige Schlafunterlage verwenden

Es hat sich gezeigt, dass die Schlafunterlage eine große Rolle spielt, bei der Vorbeugung gegen den plötzlichen Kindstod, aber auch gegen den Tod durch Ersticken.

Statten Sie das Bettchen oder die Wiege Ihres Babys daher mit einer festen, atmungsaktiven Matratze aus. Atmungsaktiv bedeutet, dass die Matratze Feuchtigkeit auf- und wieder abgeben kann. Es gibt auch Matratzen, die so konstruiert sind, dass sie die Rückatmung vermindern. Dadurch soll die Gefahr reduziert werden, dass das Baby seine eigene Atemluft immer wieder einatmet und als Folge davon nicht mit ausreichend Sauerstoff versorgt wird. Ganz wichtig ist auch, dass die Matratze auf das Bett des Kindes zugeschnitten ist und es keine Zwischenräume zwischen Bett und Matratze gibt.

Weiche Dinge im Bettchen des Babys

Um das Risiko des plötzlichen Kindstods zu minimieren, empfehlen Fachleute, Stofftiere und andere Spielzeuge, loses Bettzeug, wie zum Beispiel Steppdecken oder Kissen, Schaffelle und ähnliches aus dem Bettchen des Kindes zu verbannen. Abgesehen vom erhöhten Risiko des plötzlichen Kindstods bergen sie zusätzlich die Gefahr des Erstickens oder können dazu führen, dass das Kind sich darin verheddert oder einklemmt.

Auch wenn manche Eltern befürchten, dass ihr Baby sich an den Gitterstäben oder Wänden des Bettchens oder der Wiege beziehungsweise der Krippe verletzen könnte, ist eine Polsterung der Bettstäbe oder der Seiten der Wiege oder Krippe durch Kissen, sogenannte Nestchen, oder andere Aufbauten trotzdem nicht zu empfehlen. Denn auch hier besteht die Gefahr, dass das Kind sich darin einklemmt oder darin erstickt.

Soll das Baby bei den Eltern schlafen?

Es gibt Anhaltspunkte dafür, dass das Risiko für den plötzlichen Kindstod um 50 Prozent reduziert ist, wenn Kinder im ersten Lebensjahr zwar mit im Schlafzimmer der Eltern, dabei aber in ihrem eigenen Bettchen schlafen. Wir empfehlen, das Bettchen oder die Wiege des Kindes in die Nähe des elterlichen Betts zu stellen, da es so viel einfacher ist, sich nachts um das Baby zu kümmern.

Wenn Sie Ihr Baby während der Nacht eventuell mit in das Elternbett nehmen möchten, um es zu füttern oder zu beruhigen, sollten Sie unbedingt darauf achten, es wieder zurück in sein eigenes Bettchen zu legen, wenn Sie schläfrig werden oder wieder einschlafen möchten.

Viele Eltern werden sich in diesem Zusammenhang wahrscheinlich die Frage stellen, ob das Risiko des plötzlichen Kindstods gleichermaßen reduziert werden kann, wenn das Kind statt in einem eigenen Bettchen im Elternschlafzimmer, gleich mit im elterlichen Bett schläft. Leider lässt sich gegenwärtig hierzu keine eindeutige Antwort geben, denn die Wissenschaft hat noch keine klaren Ergebnisse darüber, so dass die Meinungen diesbezüglich noch auseinander gehen. Neueste Studien deuten jedoch darauf hin, dass das Risiko des plötzlichen Kindstods erhöht ist, wenn Kinder mit im Bett der Eltern schlafen.

Auf jeden Fall aber besteht die Gefahr, dass Eltern ihre Kinder im Schlaf überollen, erdrücken oder ersticken. Man sollte es sich daher wirklich gut überlegen, ob man sein Kind mit im Elternbett schlafen lässt. Viele Ärzte und Hebammen raten jedenfalls davon ab.

Schnuller, ja oder nein?

Die Ansichten, ob man seinem Baby einen Schnuller geben sollte oder nicht, sind konträr. Manche Kinderärzte raten von der Verwendung eines Schnullers ab, andere wiederum befürworten ihn.

Im Zusammenhang mit dem plötzlichen Kindstod scheint man sich aber mittlerweile relativ einig zu sein, denn es gibt Hinweise dafür, dass ein Schnuller hier eine positive Wirkung haben kann.

Keine Kopfbedeckung während des Schlafens

Kinder, die mit einer Kopfbedeckung schlafen, haben ein erhöhtes Risiko, am plötzlichen Kindstod zu sterben.

Stillen

Der Vollständigkeit halber möchten wir noch das Stillen als Vorbeugung gegen den plötzlichen Kindstod erwähnen, obwohl es eigentlich nicht direkt etwas mit dem Thema „Schlafprobleme bei Kindern" zu tun hat. Es gibt Erkenntnisse, dass das Stillen ein weiterer Faktor ist, der die Gefahr des plötzlichen Kindstods reduzieren kann. Mütter sollten ihr Kind daher, sofern es ihnen möglich ist, mindestens die ersten sechs Lebensmonate stillen.

Rauchen

Rauchen ist schädlich für die Gesundheit, das weiß heutzutage jeder. Aber dass das Rauchen für Babys ein erhöhtes Risiko mit sich bringt, am plötzlichen Kindstod zu sterben, ist vielen Menschen unter Umständen noch nicht bekannt.

Schlafprobleme

Sie haben dieses Buch sicherlich nicht ohne Grund gekauft. Möglicherweise haben Sie ja die Sorge, dass Ihr Kind Schlafprobleme entwickeln könnte oder es hat bereits Schwierigkeiten mit dem Schlafen. Meistens bedeutet das, dass das Kind abends nicht gut einschläft oder dass es nachts regelmäßig aufwacht und seine Eltern braucht, um wieder einschlafen zu können. Es gibt aber auch eine Vielzahl von Schlafproblemen, in der Fachsprache Schlafstörungen genannt, die dazu führen, dass Kinder nicht gut schlafen, wie zum Beispiel die Schlafapnoe oder Narkolepsie.

Bei manchen Schlafproblemen ist eine fachärztliche Behandlung nötig

In diesem Buch werden nur die „normalen" Schlafprobleme behandelt, die bei vielen Kindern auftreten. Hierbei handelt es sich um Probleme mit dem Einschlafen oder um regelmäßiges nächtliches Aufwachen. Besonders das nächtliche Aufwachen von Kindern, die ohne ihre Eltern nicht wieder einschlafen können, ist ein Schwerpunkt dieses Buches.

Beides, sowohl die Probleme mit dem Einschlafen als auch die Schwierigkeiten mit dem Durchschlafen, sind normalerweise keine gravierenden Probleme. Verstehen Sie uns bitte nicht falsch. Wenn ein Kind nachts regelmäßig mehrmals aufwacht und die ganze Familie weckt, ist das für die Betroffenen ohne Zweifel schlimm und zerrt an den Nerven. Solange keine Erkrankung des Kindes vorliegt, sind solche Schwierigkeiten aber meistens innerhalb von wenigen Wochen komplett lösbar, indem man den Lebenswandel und das Verhalten der Familienmitglieder in bestimmten Situationen umstellt.

Krankhafte Schlafstörungen sind dagegen in der Regel schwerer zu behandeln. Manchmal benötigen die Kinder sogar Medikamente, damit es ihnen wieder besser geht. Sollte Ihr Kind an einer krankhaft bedingten Schlafstörung leiden, ist dieses Buch nicht der richtige Ratgeber für Sie. Zwar ist das Schaffen von guten Schlafbedingungen, wie wir sie in diesem Buch vermitteln, grundsätzlich für jedes Kind wohltuend, aber es kann die notwendige medizinische Behandlung nicht ersetzen.

Wichtig!

Wenn bei Ihrem Kind Schlafprobleme auftreten, ganz gleich in welcher Form, sollten Sie mit Ihrem Kind immer einen Arzt aufsuchen. Dieser wird den Gesundheitszustand Ihres Kindes untersuchen und, wenn nötig, eine Überweisung an einen Facharzt, einen sogenannten pädiatrischen Schlafmediziner, veranlassen.

Einschlafprobleme versus Durchschlafprobleme

Grundsätzlich unterscheiden wir zwischen Einschlaf- und Durchschlafproblemen.

Bei den Einschlafproblemen geht es, wie der Name schon sagt, um Schwierigkeiten mit dem eigentlichen Einschlafen. Wenn das Kind zum Beispiel sehr lange braucht, bis es einschläft, überhaupt nicht einschlafen möchte oder schon anfängt zu weinen oder zu protestieren, wenn es das Bett nur sieht, spricht man von Einschlafproblemen.

Durchschlafprobleme hingegen haben Kinder, die nachts regelmäßig mehrmals aufwachen und ihre Eltern brauchen, um wieder einschlafen zu können.

Beide Zustände sind weder für das Kind noch für die Eltern angenehm. Zum Glück braucht man sie nicht einfach hinzunehmen, denn es gibt mittlerweile, dank der wissenschaftlichen Forschung, gute Möglichkeiten, sie zu beeinflussen.

Ursachen für Schlafprobleme

Für die Schlafprobleme, die wir in diesem Buch behandeln, gibt es eine Reihe von unterschiedlichen Ursachen. Die mit Abstand häufigsten Gründe haben wir im folgenden Abschnitt einmal zusammengetragen. Da wir an dieser Stelle zunächst nur einen allgemeinen Überblick bieten möchten, haben wir die Liste relativ kurz gehalten. Wir möchten dadurch zunächst einmal ein generelles Verständnis vermitteln, wie Schlafprobleme entstehen können und was man gegen sie machen kann.

Später, am Endes des Buches, wo wir unser Programm vorstellen, werden wir ausführlich auf alle Ursachen sowie das Lösen der Schlafprobleme eingehen. Viele der Probleme, die wir in diesem Kapitel nur kurz ansprechen, sind sehr vielfältig und überschneiden sich häufig sogar. So sind zum Beispiel beim Thema „Schaffen von richtigen Schlafbedingungen" viele Aspekte wie Temperatur, Licht oder bestimmte Verhaltensweisen wichtig, die jedoch alle separat und ausführlich besprochen werden müssen. Zum generellen Verständnis, wie Schlafprobleme entstehen können, ist dies aber nicht erforderlich. An späterer Stelle werden wir genau auf die Details eingehen und auch Lösungen anbieten.

Schlechte Schlafbedingungen

In sehr vielen Kinderzimmern herrschen schlechte Schlafbedingungen und in so gut wie allen Fällen ist das den Eltern der Kinder nicht bewusst. Bestimmte Gegebenheiten, die von Erwachsenen oft als normal angesehen oder gar nicht bemerkt werden, können aber des Kindes beeinträchtigen. Häufig fällt Kindern das Einschlafen schwer oder sie können nicht wieder einschlafen, wenn sie nachts aufwachen, weil ihr Schlafumfeld nicht günstig ist. Schlechte Schlafbedingungen können zum Beispiel durch zu warme oder zu laute Zimmer entstehen, aber auch andere Umstände sind nicht selten ein Grund dafür, dass Kinder Probleme mit dem Schlafen haben.

Das Schaffen von optimalen Schlafbedingungen ist aus diesem Grund eine wichtiger Aspekt, wenn man den Schlaf seines Kindes verbessern möchte. Es gibt nämlich eine ganze Reihe von Voraussetzungen, die richtig sein müssen, damit Kinder – und übrigens auch Erwachsene – gut schlafen können. Wie Sie das erreichen, erklären wir im Kapitel „Das Programm".

Wie bereits erwähnt, sind mangelhafte Schlafbedingungen einer der Hauptgründe für „Schlafprobleme" bei Kindern. Das Tückische daran ist aber, dass Vieles, was wir häufig intuitiv als gute Schlafbedingungen einschätzen, genau das Gegenteil bewirkt und uns in Wirklichkeit beim Schlafen stört. Ein einfaches Beispiel dafür ist ein zu warmes Kinderzimmer, das als „mollig warm" bezeichnet wird und verhindern soll, dass das Kind nachts friert. Ein anderes Beispiel wären hübsche Mobiles, die helfen sollen, „die Schäfchen zu zählen", das Kind aber eigentlich nur davon ablenken, in Ruhe einzuschlafen. Solche unbeabsichtigten Hindernisse, die den Schlaf stören können, gibt es in sehr vielen Kinderzimmern.

Gestörter Tag-/Nachtrhythmus

Ein gestörter Tag-/Nachtrhythmus ist eine vielfach unterschätzte Ursache für Schlafprobleme bei Kindern und ein weit verbreitetes Phänomen. Dieser, für das Kind so wichtige, biologische Rhythmus wird sehr oft, unwissentlich und völlig unbeabsichtigt, durch das ungünstige Verhalten der Eltern durcheinander gebracht. Im Kapitel „Die innere Uhr" haben wir beschrieben, wie der biologische Rhythmus des Menschen durch Zeitgeber gesteuert wird. Für das Müdigkeitsgefühl des Kindes ist er von außerordentlicher Bedeutung.

Wenn der Körper widersprüchliche Informationen darüber erhält, ob es Tag oder Nacht ist, gerät seine innere Uhr durcheinander und Schlafprobleme können auftreten. Damit der biologischen Rhythmus des Kindes an die Umwelt angepasst ist, sollten alle „Zeitgeber", sowohl das Licht und die Temperatur als auch die sozialen Aktivitäten, im Einklang mit der Tageszeit stehen.

Schlafassoziationen

Viele Kinder verbinden bestimmte Ereignisse oder Handlungen mit dem Einschlafen, wie zum Beispiel das Gestillt-Werden oder das sanfte Wiegen auf dem Arm. Man nennt solche Gewohnheiten Schlafassoziationen. Grundsätzlich ist es auch nicht schlimm oder schädlich, wenn Kinder durch bestimmte äußere Bedingungen besonders leicht einschlafen. Ganz im Gegenteil, eigentlich ist das ganz normal.

Theoretisch ist es sogar noch nicht einmal schlimm, wenn manche Kinder NUR noch unter solchen Bedingungen schlafen können. Das passiert häufiger als man denkt. Es kann zwar gelegentlich ein wenig unpraktisch sein, aber es ist grundsätzlich nicht schädlich.

Schlimm wird es erst, wenn das Kind seine Eltern zwingend braucht, um einzuschlafen. Wenn Kinder nachts regelmäßig aufwachen, ohne dass sie versorgt werden müssen, also nicht hungrig sind oder etwas brauchen, und trotzdem nicht von alleine wieder einschlafen können, erst dann entstehen häufig Probleme für die gesamte Familie. Denn wenn Kinder nachts aufwachen und NUR mit Hilfe der Eltern wieder in den Schlaf finden, beginnen die schlaflosen Nächte für die Eltern.

Wenn solche Probleme in der Familie bestehen, dann hilft es, die Schlafassoziation wieder abzutrainieren. Dabei sollte unbedingt darauf geachtet werden, dass man das Kind nicht aus Versehen an eine neue Abhängigkeit gewöhnt, indem man die alte durch eine neue ersetzt.

Antrainiertes Verhalten

Schlechte Schlafbedingungen oder andere Probleme sind häufig die Ursache für antrainierte Verhalten. Kinder, die wegen eines Problems nachts wach werden und ihre Eltern brauchen, schreien oder weinen nach den Eltern, bis diese sich um das Kind kümmern. Passiert das immer wieder, lernt das Kind, dass Schreien oder Weinen das richtige Verhalten ist, um seine Eltern herbei zu rufen, die ihm dann helfen, wieder einzuschlafen.

Ein Beispiel: Das Kind schläft in seinem Zimmer und die Eltern unterhalten sich im Nebenraum. Das Kind wird durch die Unterhaltung aufgeweckt. Durch die Geräusche kann das Kind nicht von alleine wieder einschlafen und fängt nach einiger Zeit an zu schreien. Daraufhin geht die Mutter in das Kinderzimmer und kümmert sich um das Kind. Die Unterhaltung wird dadurch unterbrochen, es ist wieder leise und das Kind kann wieder einschlafen.

Das kann unter Umständen so weit gehen, dass das Kind, selbst wenn das ursprüngliche Problem behoben wurde, sich zwischenzeitlich so daran gewöhnt hat, nachts aufzuwachen und zu schreien, dass es das auch weiterhin tut. Derartige Fälle sind gar nicht selten. Oft müssen betroffene Eltern mehrmals pro Nacht aufstehen, um ihr Kind wieder in den Schlaf zu begleiten, obwohl der eigentliche Grund, warum es nachts immer wieder wach wurde, längst nicht mehr existiert.

Eine Lösung für ein solches Problem ist, dem Kind ein alternatives Verhalten beizubringen, nämlich es zu lehren, sich nachts selbst zu beruhigen und so von allein wieder einzuschlafen. In unserem Programm stellen wir eine Vorgehensweise dafür vor.

Fehlende regelmäßige Bettzeiten

Sehr viele Probleme mit dem Schlafen entstehen dadurch, dass Kinder keine regelmäßigen Bettzeiten haben. Nur wenn Kinder nach einen verlässlichen Tagesrhythmus leben, kann sich die innere Uhr darauf einstellen und dem Kind signalisieren, wann es müde ist und wann nicht. Ohne feste Schlafenszeiten entstehen Einschlafprobleme besonders häufig. In vielen Familien wird die Routine, die sich während der Woche eingespielt hat, am Wochenende unterbrochen, so dass der Rhythmus des Kindes durcheinander gerät.

Ungünstige Fütterzeiten

Ungünstige Fütterzeiten sind ganz besonders dann ein Problem, wenn das Kind nachts mehrmals aufwacht, weil es Nahrung braucht. Wenn es die Eltern nicht stört, ist das zunächst erst einmal in Ordnung und man braucht nichts weiter zu unternehmen.

Für manche Eltern kann es aber auch zu viel sein, wenn das Kind nachts mehrmals gefüttert werden muss, denn ihr Nachtschlaf kann dadurch sehr gestört werden. Oft kann man durch das Verschieben der Fütterzeiten das nächtliche Aufwachen des Kindes ein wenig beeinflussen.

Im Kapitel „Füttern und die Auswirkungen auf den Schlaf" beim Thema „Traumfüttern" bieten wir dazu Informationen an. Wie wir aber dort auch beschrieben haben, sollte man das Verschieben der Fütterzeiten des Kindes nicht einfach leichtfertig durchführen. Wenn Kinder nachts aufwachen, weil sie Hunger haben, bedeutet das, dass sie die Nahrung brauchen. Es handelt sich dann nicht um ein Schlafproblem.

Keine Ruhephase vor dem Einschlafen

Was bei vielen Kindern Schlafprobleme verursacht, ist die Tatsache, dass sie keine Ruhephase haben, bevor sie ins Bett gehen bzw. einschlafen sollen. Sehr häufig werden Kinder direkt aus dem noch aktiven abendlichen

Gemeinschaftsbereich der Familie in ihr ruhiges Kinderzimmer gebracht und ins Bettchen gelegt. Manchmal wird zwar zum Einschlafen noch eine Geschichte vorgelesen oder ein wenig Einschlafmusik gespielt, aber diese Übergangsphase von der aktiven in die ruhige Stimmungslage ist meistens viel zu kurz.

Vor dem Zu-Bett-Gehen sollte eine Ruhephase von mindestens 30 Minuten eingehalten werden, denn sonst bekommen viele Kinder Probleme mit dem Ein- oder Durchschlafen, häufig sogar mit beidem. In dieser Ruhephase sollten keine Aktivitäten stattfinden, das Licht aus sein und Lärm vermieden werden.

Häufig Kombination von mehreren Ursachen

Nicht immer ist nur ein einziger der oben genannten Umstände der Grund dafür, wenn Kinder Schlafprobleme entwickeln. In vielen Fällen gibt es eine Kombination aus zwei oder mehreren Ursachen. Oft treten diese für sich allein genommen nicht so sehr hervor und werden den Eltern deswegen nicht bewusst, wirken sich aber zusammen genommen auf den Schlaf des Kindes aus.

Einschlafprobleme

Von Einschlafproblemen spricht man dann, wenn das Kind, nachdem es abends zu Bett gebracht wurde, nicht gut einschläft. Das ist normalerweise dann der Fall, wenn das Einschlafen länger als etwa 30 Minuten dauert, oder aber wenn das Einschlafen mit viel Genörgel oder Geschrei verbunden ist. Beide Situationen sind für Eltern und Kind sehr belastend und müssen daher geändert werden.

Natürlich können auch hier wieder medizinische Gründe die Ursache sein und das sollten Sie auch abklären lassen, aber meistens gibt es völlig banale Ursachen, die leicht zu beheben sind.

Grundsätzlich gibt es fünf Hauptgründe für dieses Problem, die häufig auch in Kombination miteinander auftreten:

1. Das Kind ist nicht müde

Dieser Grund klingt einfach. Er ist aber eine sehr verbreitete Ursache für Einschlafprobleme. Wenn ein Kind nicht müde ist, kann es natürlich nicht einschlafen. Viele Eltern halten sich an zu starre Zeitvorgaben, die gar nicht mit den Bedürfnissen ihrer Kinder übereinstimmen. So lesen sie beispielsweise in einem Ratgeber, dass Kinder eines bestimmten Alters um 18:00 Uhr schlafen sollen und versuchen daraufhin, ihr Kind in dieses Schema zu pressen. Ist das Kind dann aber noch nicht müde, wird es auch nicht einschlafen. Wann ein Kind müde ist, hängt hauptsächlich von denTagesaktivitäten, dem täglichen Rhythmus und von seiner Persönlichkeit an sich ab. Im Laufe dieses Buches werden wir darauf genauer eingehen. Wenn mangelnde Müdigkeit der Grund für das Einschlafproblem des Kindes ist, ist die Lösung einfach: Man sollte sein Kind erst dann schlafen legen, wenn es müde genug ist.

2. Das Kind ist übermüdet

Kinder, die übermüdet sind, schlafen weder gut ein noch schlafen sie gut durch. Das klingt vielleicht widersprüchlich, trifft aber sehr oft zu. Dieses Einschlafproblem entsteht häufig als Resultat eines vorhergehenden Problemens. Kinder, die davon betroffen sind, schlafen meistens wegen einer anderen Ursache schlecht ein. Als Reaktion darauf halten die Eltern das Kind abends besonders lange wach, weil sie hoffen, dass das Kind dann richtig müde ist und so leichter einschläft. Diese Vorgehensweise funktioniert nicht.

3. Das Kind mag sein Bett nicht

Dass Kinder ihr Bett nicht mögen, ist recht verbreitet und hat oft einen tiefer liegenden Grund. Meistens liegt es daran, dass das Kind nicht müde ist, wenn es mittags oder abends ins Bett gebracht wird. Ein Kind, das in seinem Bett liegt und nicht einschlafen kann, beginnt schnell sich zu langweilen. Mit der Zeit verbindet das Kind dieses unangenehme Gefühl mit seinem Bett. Das kann so weit gehen, dass das Kind sein Bett ablehnt.

Wenn es dann zum Schlafen in sein Bett gebracht wird, wird es aufgeregt und mit Protest reagieren. Ein Mensch, der sich aufregt, stößt Adrenalin aus. Das wiederum verhindert, dass man müde ist. Dadurch verschlimmert sich das Einschlafproblem des Kindes um so mehr, denn es ist noch weniger dazu in der Lage einzuschlafen.

Um dieses Einschlafproblem zu lösen, muss man zuerst das zugrunde liegende Problem beheben und gleichzeitig das Bett für das Kind wieder zu einem angenehmen Ort machen. Ein Weg dahin ist, mit dem Kind tagsüber immer wieder einmal nette Spiele im Bett zu machen, damit das Kind sich auf das Bett freut. Das sollte aber kein dauerhaftes Vorgehen sein, denn sonst erwartet das Kind immer, im Bett zu spielen, was ebenfalls aufregend sein kann. Dann kann es auch nicht einschlafen. Hier ist also das richtige Maß gefragt. Sobald das Kind beim Ins-Bett-Bringen nicht mehr rebelliert, sollte man die Spieleinlagen beenden und prüfen, ob das Problem gelöst wurde.

4. Schlechte Schlafbedingungen

Schlafmusik, Straßenlärm, stark parfümiertes Waschmittel, laute Fernsehergeräusche aus dem Nachbarraum, zu viel Licht im Zimmer, die Mutter streichelt das Kind beim Einschlafen und vieles mehr führen dazu, dass Kinder schlecht einschlafen können. Der Prozess des Einschlafens ist nicht einfach, nicht für Erwachsene und ganz besonders nicht für Kinder. Um dem Kind das Einschlafen zu erleichtern, sollte es die besten Schlafbedingungen wie nur möglich erhalten. Wie man dabei vorgehen sollte, finden Sie in unseren „Programm" am Ende des Buches.

5. Die Zeit vor dem Einschlafen wird falsch angegangen

Kinder, und Erwachsene natürlich auch, brauchen Ruhe und Dunkelheit vor dem Einschlafen. Da Kinder relativ früh zu Bett gebracht werden, meistens zwischen 18 und 20 Uhr, herrscht in der Familie oft noch reges Leben. Es wird fern gesehen, das Licht ist an, ein Familienmitglied kommt von der Arbeit zurück und vieles mehr. Das macht es dem Kind schwer, die nötige Ruhe zum Einschlafen zu finden. Durch die familiären Aktivitäten wird der Entspannungsprozess vor dem Einschlafen gestört, was zu Einschlafproblemen führe kann. Aufwendige „Schlafrituale" fallen übrigens auch in diese Kategorie. Massagen und Bäder direkt vor dem Einschlafen regen oft eher an, als dass sie entspannend wirken. Zusätzlich werden sie bei Licht durchgeführt. Grundsätzlich ist gegen solche Rituale nichts einzuwenden und sie können sogar hilfreich sein, aber zwischen dem Zu-Bett-Bringen und dem jeweiligen Schlafritual muss mindestens eine halbe Stunde Zeit vergehen.

Lösung dieser Probleme

Derartige Einschlafprobleme - und noch einige andere mehr - werden in unserem Programm am Ende des Buches behandelt. Mit seiner Hilfe können sie solche Probleme lösen. Meistens glaubt man zu wissen, welches Problem das eigene Kind hat und wie man es löst, aber es kann dennoch vorkommen, dass man etwas übersieht. Daher raten wir, die im Programm aufgeführten Punkte einmal durchzugehen.

Nächtliches Aufwachen

Viele Kinder wachen nachts von ganz alleine auf, obwohl es keinerlei Hinweise dafür gibt, dass sie durch etwas gestört wurden, Hunger haben oder ihre Windel voll ist. Das nachfolgende Kapitel beschäftigt sich mit dieser Form des nächtlichen Aufwachens.

Das mit Abstand verbreitetste kindliche Schlafproblem, unter dem sehr viele Eltern leiden, ist, dass ihr Kind nachts mehrmals aufwacht. Diese erschöpften Eltern berichten, dass sie sich Nacht für Nacht ein-, zwei- oder sogar zehnmal um ihr nachtwaches Kind kümmern müssen.

Das Faszinierende daran ist, dass, im Gegensatz zu den betroffenen Eltern, viele der Kinder nicht unter Schlafmangel leiden. Bei der Suche nach den Ursachen für die Schlafprobleme stellen meistens weder die behandelnden Ärzte etwas fest, noch bemerken die Eltern etwaige Verhaltensauffälligkeiten bei ihren Kindern.

Wenn hilfesuchende Eltern ihr Kind zum Arzt bringen, fallen häufig Formulierungen wie „Das kann doch nicht gesund sein.", „Mein Kind ist ein miserabler Schläfer." oder „Mein Kind macht die Nacht zum Tag." Für die Eltern mag das sicherlich zutreffen, denn für sie sind die regelmäßigen Unterbrechungen ihres Nachtschlafs sehr belastend, besonders wenn sie tagsüber trotzdem ihre Tagesleistung erbringen müssen. Für das Kind hingegen ist das nächtliche Aufwachen ganz normal.

Vielleicht erinnern Sie sich noch an das Thema Schlafzyklen, das wir am Anfang des Buches erwähnt haben. Dort wurde beschrieben, dass der menschliche Schlaf in mehreren Zyklen verläuft. Das Kind wacht nämlich nachts nicht einfach nur willkürlich auf, sondern dies geschieht im Einklang mit seinen Schlafzyklen. Was die durch das Aufwachen des Kindes gestörten Eltern betrifft, so haben sie andere Schlafzyklen als ihr Kind. Das ist auch der Grund, warum viele Eltern nach Nächten, in denen ihr Kind ein- oder mehrmals aufgewacht ist, völlig übermüdet sind, es den Kindern hingegen aber offensichtlich blendend geht. Oftmals wird dann die Tatsache, dass das Kind ausgeruht ist und die Eltern völlig gerädert sind, auf die vermeintlich überlegene Physiologie des Kindes geschoben. In Wirklichkeit verhält es sich aber einfach nur so, dass das Kind einen qualitativ hochwertigeren Schlaf hatte als seine Eltern, da diese gegen ihren eigenen Rhythmus schlafen mussten.

Die meisten Eltern, die unter den häufigen nächtlichen Wachphasen ihres Kindes leiden, fragen sich an dieser Stelle wahrscheinlich, wie um alles in der Welt sie verhindern können, dass ihr Kind nachts immer aufwacht.

Anderen drängt sich womöglich die Frage auf, was sie bloß falsch machen, wo doch viele Kinder aus dem Bekannten- oder Freundeskreis scheinbar von Anfang an problemlos durchschlafen.

Was das betrifft, möchten wir Sie erst einmal beruhigen. Es ist ein völlig normales und ganz übliches Phänomen, dass Kinder nachts aufwachen. In einer Studie von Professor Sadeh, die er in seinem Buch „Sleeping like a Baby" erwähnt, werden Kinder, die von ihren Eltern als „gute Schläfer" bezeichnet wurden, mit Kindern, deren Eltern sie als „Problemschläfer" einstuften, verglichen. Das Ergebnis der Studie ist, dass die „guten Schläfer" im Schnitt zweimal pro Nacht aufwachten, während die „Problemschläfer" durchschnittlich viermal pro Nacht wach wurden.

Besonders bemerkenswert an dieser Tatsache ist, dass die Eltern der „guten Schläfer" viele der nächtlichen Wachphasen ihrer Kinder gar nicht wahrnahmen. Was kann man nun aus dieser Information lernen? Die Antwort liegt auf der Hand: Es ist eine Tatsache, dass Kinder generell nachts aufwachen und dass manche Eltern gar nicht bemerken, wenn ihre Kinder nachts wach werden.

Das nächtliche Aufwachen von Kindern kann man demzufolge gar nicht unterbinden und darüber hinaus braucht man das auch nicht zu tun. Damit geplagte Eltern aber endlich wieder auf ruhige Nächte hoffen können, muss man natürlich Maßnahmen ergreifen. **Dem Kind muss beigebracht werden, von ganz allein, ohne die Hilfe seiner Eltern, wieder einzuschlafen, wenn es nachts wach wird.**

Man würde nun vielleicht vermuten, dass Kinder, die nachts aufwachen, nur kurz, also vielleicht wenige Minuten wach sind. Erstaunlicherweise ist es aber gar nicht unüblich, dass Kinder Wachphasen haben, die viel länger andauern. Nächtliche Wachzeiten von einer Stunde am Stück sind hier durchaus möglich.

Wenn das Kind nachts redet...

Viele Eltern staunen nicht schlecht, wenn sie bemerken, dass ihr Kind während einer seiner nächtlichen Wachphasen vor sich hin plappert oder brabbelt. In manchen Kulturen gibt es sogar ein Sprichwort zu diesem Phänomen: „Tagsüber reden die Erwachsenen, nachts die Kinder." Wenn Kinder in ihrem eigenen Zimmer schlafen und durch ein Babyphon überwacht werden, kann es sogar vorkommen, dass das Kind so laut erzählt, dass dadurch das Babyphon ausgelöst wird.

Manche Eltern befürchten, dass mit dem Kind etwas nicht stimmen könnte, wenn es nachts redet. Hier können wir Sie beruhigen, denn es besteht kein Grund zur Sorge. Kinder, die nachts ein wenig plappern und erzählen, verhalten sich ganz normal. Die meisten Kinder schlafen im Anschluss daran von ganz alleine wieder ein.

Dennoch stört diese kindliche Verhalten in vielen Familien die Nachtruhe, da die Eltern annehmen, das Kind brauche etwas oder müsse beruhigt werden. Sie stehen dann auf, um sich um das Kind zu kümmern, es zu füttern oder bei ihm zu bleiben, bis es wieder eingeschlafen ist. Man sollte aber nicht sofort zu dem Kind gehen, wenn es ganz zufrieden vor sich hin plappert. Besser ist es, ein wenig abzuwarten und zu sehen, ob das Kind nicht vielleicht von ganz alleine wieder einschläft. Wie wir ja zuvor schon erwähnt haben, sind nächtliche Wachphasen bei Kindern ganz normal. Nächtliches Plappern von einer Stunde ist deshalb keineswegs unüblich.

Die Fehlannahme, dass dieses Verhalten unterbunden werden muss, damit das Kind einen gesunden Schlaf hat oder dass es womöglich Hilfe benötigt, basiert hauptsächlich auf der Fehlannahme, dass Kinder nur dann normal und erholsam schlafen, wenn sie die ganze Nacht durchschlafen.

Wie bringen ich meinem Kind bei, von alleine wieder einzuschlafen?

Der Wechsel vom wachen Zustand in den Schlafzustand ist sehr komplex und selbst für Erwachsene oft nicht immer einfach zu vollziehen. Das merken viele Menschen ganz besonders dann, wenn sie abends im Bett nicht abschalten können, weil sie sich wegen etwas Sorgen machen. Dann fällt das Einschlafen oft ungemein schwer oder ist im schlimmsten Fall gar nicht möglich. Gerade dieses Nicht-Abschalten-Können ist ja nicht zuletzt einer der Gründe, warum viele Menschen abends Alkohol trinken. Sie hoffen, dadurch etwas leichter zur Ruhe zu kommen. Aber es müssen nicht immer Sorgen sein, die den Schlaf verhindern. Auch die Vorfreude auf ein schönes Ereignis kann dazu führen, dass man sich rastlos in seinem Bett umherwirft.

Kindern geht es da oft nicht anders. Genau wie es vielen Erwachsenen manchmal schwerfällt, sich zu entspannen, ist dies auch ein nicht zu unterschätzendes Problem bei vielen Kindern. Kinder tun sich oft sogar noch schwerer damit als Erwachsene, von alleine in den Schlaf zu finden oder wieder einzuschlafen, wenn sie einmal wach geworden sind. Das liegt sicherlich daran, dass sie noch nicht so geübt darin sind, also noch kein Verhaltensrepertoire entwickeln konnten, dass ihnen hilft, sich selbst zu beruhigen. So haben Kinder häufig Probleme mit dem Einschlafen oder dem Wieder-Einschlafen, selbst wenn sie einen ganz normalen Tag erlebt haben, sprich, wenn nichts Aufregendes oder Ungewöhnliches passiert ist.

Glücklicherweise gibt es hierzu einige Methoden und Techniken, die Eltern anwenden können, um ihrem Kind das Wiedereinschlafen zu erleichtern.

Eine gute Schlafumgebung schaffen

Ein ganz besonders wichtiger Aspekt bei der Behandlung von Schlafproblemen ist die richtige Schlafumgebung. Eine gute Schlafumgebung erleichtert nicht nur das abendliche Einschlafen, sondern sie ist auch von entscheidender Bedeutung für einen erholsamen Schlaf während der gesamten Nacht. Schon ein einziger Störfaktor kann dazu führen, dass es dem Kind schwerfällt abends einzuschlafen oder dass es während der Nacht nicht zurück in den Schlaf findet.

Wie Sie eine angenehme Schlafumgebung für Ihr Kind schaffen können, beschreiben wir detailliert im Kapitel „Beste Ein- und Durchschlafbedingungen schaffen, die möglich sind".

Nicht zu früh zum Kind gehen

Ein weit verbreiteter Fehler vieler Eltern ist, dass sie zu früh zu ihrem Kind zu gehen, wenn es nachts wach wird. Wie wir ja bereits wissen, ist es ganz normal, dass Kinder nachts hin und wieder einmal aufwachen. Aber nur weil ein Kind nachts aufwacht, bedeutet das nicht auch gleichzeitig, dass es die Fürsorge seiner Eltern braucht. Nicht immer haben Kinder, die nachts wach werden Hunger, fühlen sich einsam oder brauchen elterliche Unterstützung, um wieder einschlafen zu können.

Sollte Ihr Kind nachts aufwachen, versuchen Sie doch einmal zu analysieren, welche Art von Geräusch Ihr Kind macht. Wenn es zufrieden vor sich hin brabbelt oder im Bettchen mit seinen Händchen spielt, dann müssen Sie sich nicht unbedingt um das Kleine kümmern. Es kann sogar sein, dass Ihr Kind nachts Geräusche macht, obwohl es gar nicht wach ist.

Wenn Sie im Zweifel sind, ob Ihr Kind Sie nachts braucht oder nicht, kann Ihnen die folgende Vorgehensweise Sicherheit bieten: Gehen Sie in der Nähe Ihres Kindes, ohne dass es Sie bemerkt und beobachten Sie es. Wenn es von ganz alleine wieder einschläft, brauchte es keine elterliche Hilfe. Dieser Rat gilt selbstverständlich nicht, wenn das Kleine wimmert, weint, schreit oder anderweitig in Schwierigkeiten ist. Dann sollten Sie sich natürlich sofort um Ihr Kind kümmern.

Es gibt einen Grund dafür, warum Sie versuchen sollten, sich nachts nur dann um Ihr Baby zu kümmern, wenn es Sie auch tatsächlich braucht. Wenn Sie Ihr Kind nämlich sofort versorgen – es zum Beispiel füttern, beruhigen oder herumtragen – sobald es nachts wach wird, ohne dass es diese Fürsorge wirklich benötigt, lernt Ihr Kind, dass es nur mit Ihrer Hilfe wieder einschlafen kann. Verstehen Sie uns nicht falsch. Es geht hier nicht um die „Verwöhntheorie", sondern darum, dass sich ein Kind, dass jedes Mal zurück in den Schlaf begleitet wird, an diese Vorgehensweise gewöhnt und in Zukunft Schwierigkeiten haben wird, ohne Hilfe einzuschlafen. Dem Kind wird so die Gelegenheit genommen, eigene Mechanismen zu entwickeln, wie es nachts wieder einschlafen kann. Wenn es nämlich nachts kurz wach wird und von ganz allein wieder in den Schlaf findet, dann wird sich dieses für das Kind sehr wichtige und nützliche Verhalten festigen und dem Kind zunehmend leichter fallen.

Sich allein beschäftigen

Es gibt einen engen Zusammenhang zwischen der inneren Sicherheit eines Kindes, der Fähigkeit, sich allein zu beschäftigen und der Fähigkeit eines Kindes, sich selbst zu beruhigen und somit auch von alleine wieder einzuschlafen, wenn es nachts wach wird.

Kindern, die nachts Probleme mit dem selbständigen Wiedereinschlafen haben, kann man oft dadurch helfen, dass man ihnen beizubringt, sich tagsüber für einige Minuten allein zu beschäftigen. Diese Maßnahme reicht zwar für sich allein genommen oft nicht aus, um das nächtliche Aufwachproblem zu lösen, aber es wirkt unterstützend.

Viele Eltern haben unnötigerweise ein schlechtes Gewissen, wenn sie sich einmal für eine kurze Zeit nicht mit ihrem Kind befassen. Dabei ist das gar nicht nötig, denn es ist für jeden Menschen ganz normal, einmal etwas alleine zu tun, etwas alleine zu entdecken oder etwas allein zu erleben. Kaum ein Erwachsener kann sich vorstellen, nicht auch einmal ein wenig Zeit für sich selbst zu haben. Schon Neugeborene können sich für kurze Zeiträume ohne Schwierigkeiten allein beschäftigen. Je älter Kinder werden, desto länger können sie sich auch einmal vergnügen, ohne dabei Kontakt zu ihren Eltern zu haben.

Wie lange ein Kind sich allein beschäftigen kann, variiert stark von Kind zu Kind. Bei Kindern unter einem Jahr gilt als Faustregel ungefähr 5 – 10 Minuten und bei Kindern zwischen einem und drei Jahren etwa 10 – 30 Minuten.

Was bedeutet, sich allein beschäftigen?

Sich allein beschäftigen bedeutet, dass das Kind etwas tut, wobei es keine elterliche Unterstützung oder die Zuwendung einer anderen Person erhält. Diese Beschäftigung kann mehr oder weniger aktiv sein, wie zum Beispiel das Spielen mit den eigenen Füßchen oder einem Spielzeug. Aber auch wenn das Kind vermeintlich gar nichts tut, kann es sich um Alleinbeschäftigen handeln. Möglicherweise betrachtet es dann gerade etwas in seiner Umgebung, wie einen interessanten Gegenstand, das Spiel der Sonne auf dem Fußboden oder ein Insekt an der Wand.

Besonders wenn das Kind im eigenen Bett allein schlafen soll, ist es wichtig, dass es während der Phase des Alleinbeschäftigens nicht merkt, dass seine Mutter oder seine Betreuungsperson anwesend ist. Dadurch wird die Selbständigkeit für das nächtliche Wachwerden und Wiedereinschlafen trainiert.

Wie übe ich das Alleinbeschäftigen mit meinem Kind?

Das Wichtigste bei dieser Übung ist, dass das Kind nicht das Vertrauen zur Mutter bzw. seinen Eltern oder Bezugspersonen verliert.

Die Sicherheit des Kindes ist ebenfalls ein Faktor, der bei diesem Thema von großer Bedeutung ist. Wenn Sie Vorbereitungen treffen, Ihrem Kind ein wenig Alleinspielzeit zu verschaffen, sollten Sie das Spielareal sicherheitshalber noch einmal überprüfen, damit sich dort keine spitzen, scharfen oder verschluckbaren Teile befinden und der Platz generell sicher ist für Ihr Kind. Auch sollten Sie Ihr Kind möglichst nicht aus den Augen verlieren.

Das Kind nicht unterbrechen

So gut wie alle Kinder beschäftigen sich regelmäßig während des Tages
– und manchmal auch in der Nacht – allein. Das passiert öfter als viele
Eltern glauben oder bemerken. Besonders häufig geschieht das nach dem
Aufwachen. Dann liegen die Kinder wach in ihrem Bettchen, spielen mit
ihren Füßchen, brabbeln ein wenig vor sich hin oder betrachten etwas
Interessantes in ihrer Umgebung. Natürlich gibt es auch noch andere
Situationen im Alltag, wo Sie so ein Verhalten beobachten können. Immer
wenn Ihnen dieses Verhalten bei Ihrem Kind auffällt, sollten Sie Ihr Kind
nach Möglichkeit nicht dabei unterbrechen. Lassen Sie Ihr Kleines in aller
Ruhe seine noch sehr kleine Welt betrachten und erkunden.

Dadurch, dass Sie den Wunsch Ihres Kindes, sich selbst zu beschäftigen,
respektieren, bilden Sie eine gute Grundlage, dieses Verhalten auf Dauer
zu fördern. Verstehen Sie uns nicht falsch. Natürlich sollen Sie sich auch
weiterhin immer um Ihr Kind kümmern und es zum Beispiel nach dem
Aufwachen liebevoll begrüßen und auf den Arm nehmen. Es geht hier
lediglich darum, ein Kind, wenn es fröhlich und interessiert mit etwas
beschäftigt ist, nicht dabei zu unterbrechen und lieber ein wenig zu
warten, bis es damit fertig ist, um dann mit der gewohnten Fürsorge auf
es zu reagieren.

Regelmäßige Spielzeiten

Besonders Kindern, die bisher noch gar nicht gewöhnt sind, sich einmal
für einen kurzen Zeitraum allein zu beschäftigen, hilft es, wenn man ihnen
ein- bis zweimal täglich feste Spielzeiten einräumt. Aber auch Kinder, die
damit schon vertraut sind, profitieren von dieser Möglichkeit.

Wenn Sie für Ihr Kind regelmäßige Spielzeiten einführen möchten, sollten
Sie darauf achten, dass sie im Einklang mit dem Tagesrhythmus Ihres
Kindes stattfinden. Versuchen Sie einen Zeitpunkt zu finden, wenn Ihr
Kind ausgeglichen und nicht zu müde oder aufgeregt ist. Günstig ist
es auch, wenn zu dieser Zeit keine Störungen von außen oder durch
Geschwisterkinder zu erwarten sind.

Obwohl eine gewisse Regelmäßigkeit hier durchaus wünschenswert ist, muss man die Spielzeiten nicht auf die Minute genau planen und sich dann sklavisch daran halten. Wenn das Kind einmal keine Lust hat, sich allein zu beschäftigen oder eine andere Aktivität auf dem Tagesplan steht, darf die Spielzeit ruhig auch einmal ausfallen.

Einen liebevoll gestalteten Spielbereich schaffen

Damit Ihr Kind Spaß und Interesse daran entwickelt, sich einmal ganz alleine zu beschäftigen, ohne dass es seine Eltern oder eine andere Bezugsperson zur Unterhaltung braucht, sollten Sie ihm ein Plätzchen schaffen, wo es gerne spielt und neue Dinge kennenlernen kann. Ganz besonders wichtig dabei ist eine gepolsterte Unterlage, damit das Kleine es bequem und warm genug hat. Suchen Sie ein wenig altersgerechtes Spielzeug für Ihr Kind aus und legen Sie es auf die Unterlage. Aber Achtung, hier ist weniger oft mehr. Viele Kinder sind mit einem zu großen Angebot an Spielzeugen überfordert. Sie haben dann Schwierigkeiten sich zu entscheiden und spielen eventuell gar nicht. Anfangs sollten Sie am besten Spielzeuge anbieten, von denen Sie wissen, dass Ihr Kind sie besonders gerne mag.

Beachten Sie jedoch, dass kein Mensch immer dasselbe tun möchte. Das ist auch bei Kindern nicht anders. Sorgen Sie nach Möglichkeit für ein wenig Abwechslung und geben Sie Ihrem Kind immer wieder ein anderes Spielzeug. Am besten führen Sie eine Art Rotationssystem für die Spielzeuge ein. Dann werden sie Ihrem Kind nicht so schnell langweilig.

Das Kind langsam an das selbständige Spielen heranführen

Wenn Ihr Kind noch nicht daran gewöhnt ist, sich allein zu beschäftigen oder selbständig zu spielen, sollten Sie es behutsam angehen lassen, damit Ihr Kind keine Angst bekommt. Es ist wichtig, dass das Kind nicht dadurch frustriert wird, dass Sie sich räumlich von ihm entfernen, bevor es damit umgehen kann. Es soll ja lernen, dass es interessant und spannend sein kann, etwas völlig eigenständig zu tun. Das Ziel ist, dass es diese Momente in positiver Erinnerung behält.

Um Ihrem Kind langsam das selbständige Spielen näher zubringen, gehen Sie am besten in ganz kleinen Schritten vor. Auch wenn Ihnen die Vorgehensweise unter Umständen sehr langsam erscheinen mag, bedenken Sie, dass Ihr Kind an eine völlig neue Situation herangeführt werden soll.

Gehen Sie anfangs zunächst noch zusammen mit Ihrem Kind in den Spielbereich und spielen Sie gemeinsam mit einem Spielzeug, das Ihr Kind interessant findet. Versuchen Sie dabei aber, Ihr Kind dazu anzuregen, die Initiative beim Spiel zu übernehmen. Vielleicht beginnt es ja auch jetzt schon, von ganz allein mit etwas zu spielen.

Sobald Sie feststellen, dass Ihr Kind in sein Spiel vertieft ist, versuchen Sie, sich selbst ganz allmählich aus dem Spiel zurückzuziehen und sich schließlich ganz aus dem Spiel herauszuhalten. Wenn das nach einigen Malen gut gelingt, können Sie sich nach und nach aus dem Spielbereich entfernen. Bleiben Sie aber vorerst immer noch im Blickfeld des Kindes. Manche Kinder akzeptieren schon am ersten Tag ganz problemlos, wenn sich ihre Bezugsperson von Ihnen entfernt, andere hingegen brauchen ein wenig mehr Zeit.

Im letzten Schritt sollten Sie sich so von Ihrem Kind entfernen, dass Ihr Kind Sie nicht mehr sehen kann, Sie selbst sollten das Kind aber noch im Blick behalten. Einem Baby, das die Spielzeuge noch nicht selbständig erreichen kann, sollten Sie etwas zur Verfügung stellen, das es nicht selbstständig aufheben muss. Gut geeignet sind Spielzeuge, die das Kind im Liegen bedienen kann.

Älteren Kinder, die ohne fremde Hilfe an das Spielzeug gelangen können, können Sie wenige Spielzeuge zur Auswahl anbieten, aus der sich das Kind etwas aussuchen kann.

Aus dem Blickfeld des Kindes verschwinden

Indem Sie kurz aus dem Blickfeld Ihres Kindes verschwinden, bekommt es das Gefühl, unbeaufsichtigt zu sein. Das bedeutet nicht, dass Sie Ihr Kind wirklich unbeaufsichtigt lassen müssen oder sollen. Am Besten beobachten Sie Ihr Kind, wenn Sie sich von ihm entfernen, damit Sie sofort einschreiten können, für den Fall, dass es sich nicht wohlfühlt. Es geht ja lediglich darum, dem Kind beizubringen, dass es durchaus angenehm sein kann, sich einmal für einige Momente ganz allein zu beschäftigen und man sich dabei nicht fürchten muss. Wie schon erwähnt, sollten das nur wenige Minuten sein, da sich das Kind dabei keinesfalls einsam fühlen soll.

Keine überzogenen Erwartungen

Viele Mütter werden sich vielleicht darüber freuen, einmal einige Minuten für sich allein zu haben. Schließlich kann es sehr anstrengend sein, ein Baby oder Kleinkind den ganzen Tag bei Laune zu halten. Ein paar Minuten Verschnaufpause zwischendurch können da manchmal schon ganz angenehm sein. Man sollte aber anfangs nicht zu viel erwarten. Zu lernen sich allein zu beschäftigen ist ein langsamer Prozess und für Kinder meistens auch nur wenige Minuten lang mit Freude verbunden.

Ablenkung vermeiden

Versuchen Sie alles zu vermeiden, was das Kind von seiner Beschäftigung ablenken könnte. Geräusche oder Bewegung könnten eventuell dazu führen, dass Ihr Kind seine Aufmerksamkeit mehr darauf lenkt als auf sein Spiel. Das ist natürlich nicht Sinn der Sache.

Nicht zu spät zum Kind gehen

Ein Kind, dass für einige Minuten ganz zufrieden allein spielen kann, verfügt bereits über eine gewisse innere Sicherheit. Dieses Selbstvertrauen des Kindes möchten wir auch weiter stärken. Daher sollten Sie Ihr Kind im Auge behalten, wenn Sie sich während der Spielzeit aus seinem Blickfeld entfernen. Wenn das Kind nämlich signalisiert, dass es nicht mehr allein sein möchte, empfiehlt es sich, sofort zu ihm zu gehen.

Wenn Sie zu spät reagieren, wird es dadurch womöglich frustriert. Es verliert dann unter Umständen das Gefühl der inneren Sicherheit, weil es Sorge haben muss, dass seine Bezugsperson nicht kommt, wenn es sie braucht.

Natürlich kann es gelegentlich vorkommen, dass man nicht schnell genug ist. Schließlich können Kinder innerhalb von Sekunden den Spaß am Spielen verlieren und ihre Mami wieder bei sich haben wollen. Behandeln Sie Ihr Kleines dann genauso liebevoll und fürsorglich wie sonst auch, aber machen Sie kein großes Aufhebens darum.

Konkrete Methoden, dem Kind bei nächtlichen Aufwachproblemen zu helfen

Es gibt mittlerweile einige wissenschaftlich untersuchte Methoden, die hilfreich dabei sind, Kindern beizubringen, nachts durchzuschlafen, ohne dass sie die Hilfe ihrer Eltern brauchen, um wieder einzuschlafen, wenn sie nachts aufwachen.

Die meisten Methoden haben eine Gemeinsamkeit: Sie betrachten das Nach-den-Eltern-Schreien oder das Benötigen-der-Eltern, um wieder in den Schlaf zu finden, als ein unerwünschtes Verhalten. Es wird versucht, dieses Verhalten zu beenden oder durch ein anderes Verhalten zu ersetzen. Leider wird jedoch bei dieser Vorgehensweise oftmals nicht berücksichtigt, dass es sich nicht immer um ein „unerwünschtes" - oder störendes - Verhalten des Kindes handelt, wenn es nachts nach seinen Eltern weint. Es können nämlich auch konkrete Probleme bestehen, die zuerst behandelt werden müssen. Ein Beispiel wäre ein zu lautes Schlafzimmer. Wenn es zu laut ist, dann kann das Kind nicht ruhig schlafen. Natürlich kann man dem Kind dann beibringen, nachts nicht mehr nach seinen Eltern zu rufen, wenn es wach wird, aber für das Kind bleibt das Problem trotzdem bestehen.

Sie sollten daher aus den nachfolgend vorgestellten Methoden, der von uns als Methode zwei bezeichneten, Ihre besondere Aufmerksamkeit schenken. Sie ist nämlich die einzige Methode, bei der es nicht nur darum geht, ein bestimmtes Verhalten des Kindes zu modifizieren, sondern generell die richtige Schlafumgebung für das Kind zu schaffen.

Sollte sich dann herausstellen, dass das Kind sich tatsächlich ein falsches Verhalten angewöhnt hat, zum Beispiel dass es nachts ohne erkennbaren Grund schreit oder weint, kann man immer noch eine der konkreten Methoden anwenden, um auf das Verhalten des Kindes Einfluss zu nehmen. Das ist besonders dann der Fall, wenn ein Kind nachts Probleme hat, von allein, ohne die Hilfe der Eltern, wieder einzuschlafen. Darum geht es auch hauptsächlich in diesem Kapitel.

Oft scheint es aber auch nur so, als ob sich das Kind ein falsches Verhalten angewöhnt hätte und nachts vermeintlich ohne Grund nach seinen Eltern schreit. Tatsächlich gibt es in solchen Fällen sehr häufig Probleme mit der Schlafumgebung (z.B. zu warm) oder mit einer Handlung während des Tages (z.B. zu spät ins Bett, zu viel Licht kurz vor dem Einschlafen), derer sich die Eltern oft gar nicht bewusst sind.

Man sollte daher, auch wenn man annimmt, dass es sich bei den nächtlichen Schlafproblemen des Kindes einfach nur um ein „grundloses" Verhalten handelt, nach der im späteren Teil des Kapitels beschriebenen Methode zwei vorgehen und versuchen, eventuelle bisher noch nicht bedachte Ursachen für die nächtlichen Störungen zu beheben.

Wir halten es im Übrigen an dieser Stelle für sehr wichtig, darauf hinzuweisen, dass Kinder, die nachts aufwachen, weil sie krank sind oder es ihnen emotional schlecht geht, unbedingt die Aufmerksamkeit ihrer Eltern oder Bezugsperson brauchen. Bei kleinen Kindern, die noch nicht sprechen können, kann ein rabiates „Schlaftraining" sogar dazu führen, dass es Schwierigkeiten bekommt, Gefühle des körperlichen oder seelischen Unwohlseins auszudrücken, da es lernt, dass sein Rufen oder Schreien nicht ernst genommen wird.

Wir werden zwar alle uns zur Zeit bekannten Methoden vorstellen, aber jene, bei der wir zu der Auffassung gelangt sind, dass sie zu derartigen Problemen führen können, nicht empfehlen. Wenn Ihr Kind also unter solch massiven Schlafstörungen leidet, dass Sie eine solche Methode als letzten Ausweg sehen, um einen gesunden Schlaf für Ihr Kind und wahrscheinlich auch den Rest der Familie zu ermöglichen, empfehlen wir Ihnen, einen spezialisierten Arzt aufzusuchen und ihm das Problem vorzutragen. Sehr häufig können sanftere Mittel das gleiche Ergebnis erzielen.

Die medizinische Fach- und Forschungssprache ist hauptsächlich englisch. Daher haben wir uns entschieden, englische Begriffe zu verwenden, wenn diese passend oder wichtig sind. So haben Sie die Möglichkeit, nachzuschlagen, wenn Sie weiterführende Informationen zu einem bestimmten Thema oder einer Methode suchen. Wir werden die Begriffe jedoch erläutern und auch übersetzen.

Wie effektiv sind die wissenschaftlich erforschten Methoden?

Im Allgemeinen lässt sich sagen, dass die Methoden in ihrer Gesamtheit als überaus effektiv einzuordnen sind. In Fachkreisen geht man für einzelne Methoden mit Erfolgsquoten von bis zu 80 Prozent aus.

Hierbei ist allerdings wichtig zu wissen, dass es sich um eine Mischung aller üblichen Methoden handelt und natürlich manche effektiver waren als andere. Die Studien, auf denen diese Einschätzungen basieren, haben ihre Methoden nicht unbedingt mit den von uns empfohlen Schritten, wie dem Schaffen einer guten Schlafumgebung, kombiniert. Eine Kombination von allen Schritten sollte eine höhere Erfolgsquote als 80 Prozent bewirken.

Methode 1a: Extinction (Löschung oder Ausrottung)

Die wissenschaftlich wahrscheinlich am besten erforschte Methode, nächtliche Aufwach- bzw. Wiedereinschlafprobleme bei Babys und Kleinkindern zu lösen, ist die sogenannte „Extinction". Übersetzt heißt „Extinction" soviel wie Löschung oder Auslöschung. Ähnlich brachial, wie das Wort vermuten lässt, ist die Methode der Extinction auch.

Was die Vorgehensweise bei dieser Methode betrifft, so ist sie denkbar einfach. Man bringt das Kind jeden Tag zu gleichen Zeit ins Bett und verlässt dann den Raum. Am nächsten Tag holt man das Kind, ebenfalls zu einer festen Zeit, wieder aus seinem Bettchen heraus. Jegliches nächtliches Schreien, Weinen oder Rufen wird vollständig ignoriert. Dabei ist auch vollkommen belanglos, wie lange oder wie intensiv das Kind schreit oder weint. Das Weinen oder Schreien des Kindes wird als „unerwünschtes" Verhalten bezeichnet und das Wort „Extinction" bezieht sich auf dieses sogenannte „unerwünschte" Verhalten. Das Ziel dieser Methode ist es, das Verhalten des Kindes zu löschen bzw. auszulöschen.

Zur Verteidigung der Methode sollte vielleicht erwähnt werden, dass Kinder auf Verletzungen, Krankheiten oder andere gesundheitliche Probleme untersucht werden sollen. Falls es Anzeichen für ein medizinisches Problem gibt, soll man sich um das Kind kümmern. Allerdings ist häufig nicht klar, wie zwischen dem „unerwünschten" Schreien nach der Mutter und dem Schreien nach der Mutter wegen einer Krankheit oder einem anderen Problem überhaupt unterschieden werden soll. Besonders für medizinische Laien ist das nur schwer oder sogar gar nicht erkennbar.

Bei der Anwendung der „Extinction"-Methode haben viele Eltern verständlicherweise große Schwierigkeiten. Sie können das Weinen oder Schreien ihrer Babys oder Kleinkinder nicht ertragen, ohne zu intervenieren. Dieser Umstand führt aus leicht nachvollziehbaren Gründen natürlich häufig zu einem Abbruch dieses Schlaftrainings

Mögliche psychische Schäden für das Kind sind bis dato weder bestätigt noch ausgeschlossen worden. Aber selbst wenn man von dieser Möglichkeit einmal absehen würde, so hat die „Extinction"-Methode doch einen ganz entscheidenden Nachteil. Das Kind lernt zwar, dass ihm das Schreien nichts bringt, so dass es dieses Verhalten wahrscheinlich abstellt. Aber das Kind lernt nicht, was es stattdessen tun kann.

Die Hoffnung der Befürworter dieser Methode ist, dass Kinder von ganz allein lernen, wie sie sich soweit selbst beruhigen können, dass sie abends ohne Probleme einschlafen bzw. nachts ohne Hilfe wieder einschlafen und keinerlei Anleitung dafür benötigen.

Ein weiterer großer Nachteil der Methode ist auch, dass das Kind auch dann nicht beachtet wird, wenn es mit Grund schreit. Wenn es dem Kind schlecht geht, beispielsweise wenn ihm zu kalt oder zu warm ist, kann es nicht anders auf sich aufmerksam machen als zu schreien. Reagieren die Eltern nicht auf dieses Schreien, befindet es sich in einer völlig hilflosen Lage.

Die „Extinction"-Methode ist auch unter dem Begriff „Ausschreien-Lassen" bekannt nach dem amerikanischen „Cry-Out-Approach".

Unser abschließendes Urteil: Wir halten die Methode nicht für empfehlenswert. Man kann seinem Kind mit dieser Methode zwar das Schreien abgewöhnen, aber dem Kind wird keine alternative Verhaltensweise beigebracht, die ihm ermöglicht, von selbst so zur Ruhe zu kommen, dass es schlafen kann. Außerdem unterliegen sowohl das Kind als auch die Eltern einer starken emotionalen Belastung.

Methode 1b: Graduated Extinction (abgestufte Löschung oder Ausrottung)

Die Methode der „Graduated Extinction" ist eine Abwandlung der im vorigen Abschnitt beschriebenen „Extinction"-Methode. Im Unterschied zur reinen „Extinction"-Methode, versucht die „Graduated Extinction"-Methode, die emotionale Belastung der Eltern und Kinder zu reduzieren, indem sie den Eltern gestattet, regelmäßig kurz nach ihrem Kind zu sehen, nachdem sie es ins Bett gebracht haben. Dabei wird das Schreien des Kindes nur für einen jeweils vorbestimmten Zeitraum ignoriert, wobei dieser Zeitraum nach und nach erhöht wird (beispielsweise fünf Minuten schreien lassen am ersten Tag, dann zehn Minuten am zweiten und so weiter).

Hinter diesem Vorgehen steht die Hoffnung, dass das Kind auf diese Weise begreift, dass seine Eltern zwar für es da sind, aber dass sein Verhalten – sprich das nächtliche Schreien oder Weinen – unerwünscht ist und nicht zum Ziel führt.

Neben den bei der „Extinction"-Methode erwähnten Nachteilen, nämlich der emotionaler Belastung für Eltern und Kind und der fehlender Einführung eines alternativen Verhaltens, gibt es bei der „Graduated Extinction"-Methode noch ein weiteres Risiko. Das nächtliche Schreien und Weinen des Kindes kann durch die Anwendung dieser Methode sogar noch zunehmen. Durch die graduierliche Steigerung der Zeiträume bis man wieder nach seinen Kind sieht, wenn es schreit, lernt das Kind nämlich nicht, dass Schreien zu keinem Ergebnis führt, sondern, dass besonders langes Schreien oder Weinen die Eltern letztendlich doch dazu bringt, dass sie sich um das Kind kümmern.

Positiv zu erwähnen ist, dass bei der Methode der „Graduated Extinction" durchaus Erfolge möglich sind und auch in klinischen Studien nachgewiesen wurden.

Unsere abschließende Beurteilung: Wir halten die Methode der „Graduated Extinction" nicht für empfehlenswert. Zwar wird die emotionale Belastung von Eltern und Kindern etwas gesenkt, da die Eltern in festgelegten Zeiträumen nach ihren Kind sehen dürfen, dadurch steigen die Erfolgsaussichten jedoch nicht an. Es können außerdem leicht Komplikationen auftreten, die die nächtlichen Schlafprobleme der Familie sogar noch schlimmer machen.

Methode 1c: Extinction with parental presence (Löschung oder Ausrottung im Beisein eines Elternteils oder beider Eltern)

Die Methode der „Extinction with parental presence", also das Löschen oder Ausrotten eines Verhaltens im Beisein der Eltern, ist die letzte Modifikation der eigentlichen „Extinction"-Methode, die wir in diesem Buch vorstellen möchten. Die „Extinction with parental presence"-Methode ist die neueste Abwandlung der verschieden „Extinction"-Methoden und basiert auf der Vermutung, dass ein Teil der nächtlichen Schlafprobleme bei Kindern durch Trennungsangst entsteht.

Aufgrund dieser Annahme wurde folgendes Szenario entwickelt: Ein Elternteil schläft im gleichen Raum wie das Kind, aber nicht im gleichen Bett. Der Elternteil soll seinen Schlafplatz so wählen, dass das Kind ihn sehen kann, wenn es nachts aufwacht. Wie bei der ursprünglichen „Extinction"-Methode wird nicht auf das nächtliche Schreien oder Weinen des Kindes reagiert. Der Elternteil soll sich während der gesamten Nacht über den Anschein geben, als würde er tief und fest schlafen und das weinende Kind ignorieren.

Die Methode der „Extinction with parental presence" ist natürlich besonders belastend für die Eltern. Sich in nächster Nähe zu seinem Kind zu befinden und sich nicht um es kümmern zu dürfen, wenn es weint, ist außerordentlich schwer. Aber auch für das Kind ist diese Methode emotional nicht nur sehr aufreibend, sondern auch verwirrend, da das

Kind nicht verstehen kann, warum seine Mutter oder seine Bezugsperson plötzlich nicht mehr auf sein Weinen reagiert, obwohl sie das unter anderen Umständen durchaus tut.

Unsere abschließende Beurteilung: Wir empfehlen die Methode der „Extinction with parental presence" nicht. Sie hat die gleichen Nachteile, wie alle „Extinction"-Methoden, nämlich eine starke emotionale Belastung der Beteiligten und das fehlende Einführen eines Alternativverhaltens. Hinzu kommt, dass das verwirrende Verhalten der Eltern, indem sie ihr Kind nachts ignorieren, wenn es weint, tagsüber aber auf das Weinen reagieren, dem Kind keine Orientierungsmöglichkeit bietet.

Abschließende Beurteilung der „Extinction"-Methoden

Wie Sie wahrscheinlich bereits zwischen den Zeilen gelesen haben, vertreten wir eine eher ablehnende Haltung gegenüber den verschiedenen Methoden der „Extinction". Ganz besonders die emotionale Belastung der Beteiligten, also Eltern und Kinder, wird von uns als zu hoch eingestuft. Die Befürworter der „Extinction"-Methoden erkennen dieses Problem zwar und versuchen, es durch verschiedene Abwandlungen abzuschwächen, dies ist unserer Auffassung nach aber nur teilweise gelungen.

Ein weiterer großer Nachteil dieser Methoden ist, dass es an Anleitung für das Kind fehlt. Dem Kind wird keine Möglichkeit aufgezeigt, wie es lernen kann, von allein wieder in den Schlaf zu finden, wenn es nachts wach wird.

Dennoch darf nicht unerwähnt bleiben, dass wenn ein Kind unter massivem Schlafmangel leidet und nichts anderes mehr hilft, es nicht immer falsch oder unmenschlich ist, eine der „Extinction"-Methoden anzuwenden. Dies kann besonders dann der Fall sein, wenn das Kind wegen Schlafmangels körperliche oder geistige Schäden erleiden könnte. Allerdings sollte man eine solche Methode nur nach Rücksprache mit einem spezialisierten Kinderarzt anwenden.

Aus diesem Grund sind wir auch relativ ausführlich auf diese Methoden eingegangen, die wir aber nicht als generelle Möglichkeit empfehlen würden. Mit Absprache oder noch besser, unter Anleitung eines spezialisierten Arztes, kann man das Schlafproblem seines Kindes mit einer dieser Methoden in den Griff bekommen. Aber in den allermeisten Fällen sind diese Methoden nicht nötig und daher auch nicht angeraten. Die „Extinction"-Methoden sollten wirklich nur das allerletzte Mittel der Wahl sein.

Methode 2: „Parent Education" (Bildung der Eltern)

„Parent Education" – Erziehung der Eltern – klingt in den Ohren mancher LeserInnen möglicherweise nicht nach einer Methode zur Bekämpfung von Schlafproblemen bei Kindern. Vielleicht werden Sie sich fragen, was das denn nun für eine Methode sein soll. Aber, in der Tat, diese Methode ist erstaunlich effektiv. Die Vorgehensweise bei der Methode der Elternerziehung ist, die Eltern über verschiedene Aspekte des Schlafs und Schlafverhaltens zu bilden.

Das Ziel der Methode ist es, den Eltern positive Schlafgewohnheiten für ihr Kind vorzustellen. Im Vordergrund steht hier die Aufklärung darüber wie Schlaf funktioniert. Eltern sollen über positive Schlafroutinen, der richtigen Vorgehensweise beim Ins-Bett-Bringen und dem nächtlichen Aufwachen unterrichtet werden. Ein Hauptaspekt bei dieser Methode und allen ihren Varianten ist, dass man sein Kind ins Bett bringt, wenn es bereits so müde ist, dass es gerade im Begriff ist einzuschlafen, aber eben noch nicht ganz eingeschlafen ist. Auf diese Weise lernt das Kind, den Übergang vom wachen Zustand in den Schlaf ohne Hilfe der Eltern zu vollziehen.

Besonders häufig wird die Methode der „Parent Education" zur Vorbeugung eingesetzt. Man möchte so vermeiden, dass Schlafprobleme überhaupt erst auftreten, indem Eltern lernen, gute Rahmenbedingungen für den Schlaf ihres Kindes zu schaffen, also zum Beispiel eine gute Schlafumgebung und geeignete Schlafroutinen einführen.

Wie Sie wahrscheinlich schon bemerkt haben, sind wir von der Methode der „Parent Education" sehr angetan. Sie ist übrigens auch die erste Methode, die wir empfehlen. Auf ihr als Basis beruht auch unser Programm am Ende des Buches. Selbst wenn Sie sich für eine andere Methode entscheiden sollten, sollten Sie unser Schlafprogramm zusätzlich integrieren, denn so können weitere Ursachen für das unruhige Schlafverhalten Ihres Kindes ausgeschlossen werden.

Wir möchten Ihnen dazu gerne ein Beispiel geben. Kinder, die in einem zu warmen Raum schlafen, werden immer gewisse Schlafprobleme haben, selbst wenn man ihnen durch die „Extinction"-Methode abgewöhnt hat, nach seinen Eltern zu schreien. Dem Kind geht es aber trotzdem nicht gut, denn es leidet noch immer unter der zu warmen Zimmertemperatur, die es nicht gut schlafen lässt. Nur das Schreien, das die Eltern über das Befinden des Kindes informieren könnte, erfolgt nun nicht mehr.

Doch wie effektiv ist die Methode der „Parent Education"? Studien haben beachtliche Fortschritte im Schlafverhalten der Kinder festgestellt, wenn die Eltern über die richtige Vorgehensweise informiert wurden. Leider gab es keine standardisierte Informationsdurchführung bei diesen Studien. Je nach Studie erhielten die Eltern die Informationen zur Vorgehensweise auf unterschiedliche Weise und auch die Informationen selbst waren nicht einheitlich.

Positiv war zum Beispiel eine Studie, die von Pinilla, T und Birch, LL durchgefülıt und unter „Help me make it through the night: Behavioral entrainment of breast-fed infants' sleep patterns." veröffentlicht wurde. Das Ziel dieser Studie war es, dass Kinder es schaffen von 12.00 Uhr nachts bis 5.00 Uhr morgens durchzuschlafen. Tatsächlich haben die Kinder länger geschlafen, aber gemessen wurden nur die fünf Stunden zwischen Mitternacht und 5.00 Uhr morgens. Dazu wurden 26 Elterngruppen und ihre Kinder in zwei Gruppen aufgeteilt. Während die eine Gruppe Informationen und Handlungsanweisungen bekam, erhielt die andere Gruppe keinerlei Instruktionen. Das Ergebnis war verblüffend!

Die Kinder der Gruppe, in der die Eltern keinerlei Instruktionen erhielten, schliefen nur zu 23 Prozent nachts von 12.00 Uhr bis 5.00 Uhr durch. In der anderen Gruppe, deren Eltern mit Informationen und Handlungsanweisungen versorgt worden waren, haben alle Kinder, also 100 Prozent der Kinder, jede Nacht von 12.00 Uhr bis 5.00 Uhr durchgeschlafen.

Das bedeutet, dass es von 13 Kindern nur 3 Kinder (23 Prozent) schaffen, nachts durchzuschlafen. Jedoch allein dadurch, dass die Eltern Informationen darüber erhielten, wie sie bessere Schlafbedingungen schaffen können, konnte erreicht werden, dass alle 13 Kinder (100 Prozent) durchschlafen. Was an diesem Umstand besonders bemerkenswert ist, dass es sich bei den Kindern der Studie ausschließlich um gestillte Kinder handelte. Bekanntlich haben gestillte Kinder häufiger Probleme beim Durchschlafen als Kinder, die Flaschennahrung erhalten. Zwar handelt es sich bei der Gruppe der durchschlafenden Kinder nur um 13 Kinder, dennoch spricht das Resultat für sich. Inzwischen gibt es auch schon weitere Studien, die das Informieren der Eltern über das Schaffen von günstigen Schlafbedingungen eindeutig positiv bewerten, sowohl was die Prävention als auch die Behandlung von bestehenden Schlafproblemen bei Kindern betrifft.

Dennoch gibt es auch Fallstricke bei dieser Methode. Sie ist komplizierter als viele andere Vorgehensweisen. Das gilt ganz besonders, wenn man sie mit den „Extinction"-Methoden vergleicht. In Studien wurde festgestellt, dass viele Eltern die Anweisungen der „Parent Education"-Methode nicht durchgeführt haben, wenn sie nicht in einer für sie verständlichen Form dargestellt oder nicht durch einen Arzt oder eine medizinische Fachkraft erklärt wurden. Diese Information erhielt man über Fragebogen, in denen die Eltern angeben sollten, welche der Vorgehensweisen sie aus den zuvor erhaltenen Information übernommen haben. Sehr häufig wurden nur wenige bis gar keine Vorgehensweisen aus den Informationen in die Tat umgesetzt. Dann gab es auch keine Verbesserung im Schlafverhalten des Kindes.

Die Gründe für derartige Misserfolge waren aber meistens nicht den Eltern zuzuschreiben, vielmehr gab es Probleme bei der Verarbeitung der Informationen. Selbst für medizinisch gebildetes Personal ist es schwer, Texte, die zu theoretisch gehalten sind, in konkrete Handlungsschritte umzuwandeln. Aus diesem Grund haben wir bei der Gestaltung unseres Programms großen Wert darauf gelegt, klare und verständliche

Informationen zu geben, die genau zeigen, wie man vorgehen muss. Außerdem behandeln wir die Theorie und die Vorgehensweise so gut wie möglich getrennt von einander.

Beurteilung: Die Bewertung für diese Methode ist sehr gut. Sowohl für die Prävention, als auch für die Behandlung von bestehenden Schlafproblemen ist die „Parent Education"-Methode essentiell. Auch wenn Eltern eine andere Methode wählen, sollte die „Parent Education"-Methode zusätzlich angewandt werden. Nur so können bestehende Probleme mit der Schlafumgebung (zu laut, zu spät ins Bett usw.) erkannt und beseitigt werden, bevor entschieden wird, ob dem Kind ein anderes Verhalten beigebracht werden soll.

Ein möglicher Nachteil der „Parent Education"-Methode ist, dass die Durchführung relativ komplex ist. Wir haben jedoch versucht, durch klare Informationen im Programm hier Abhilfe zu schaffen.

Ein weiteres Problem kann auftreten, wenn Kinder durch Anwendung der Information aus dem Programm zwar grundsätzlich besser schlafen, sich aber zuvor schon daran gewöhnt haben, nachts zu schreien, wenn sie aufwachen. Sehr häufig reichen die Mittel, die das Programm bietet, für sich allein schon aus, um dieses Verhalten zu beenden. Schritte, wie zum Beispiel das Verhalten nicht zu belohnen, sind hier geeignete Möglichkeiten.

Es kann jedoch auch vorkommen, dass eine weitere Methode hinzugenommen werden muss, falls das Programm allein nicht genügt.

Methode 3: Scheduled Awakenings (geplantes Wecken)

Bei der Methode der „Scheduled Awakenings" versucht man, das nächtliche Schreiverhalten von Kindern dadurch in den Griff zu bekommen, dass man den Kindern zuvorkommt. Die Vorgehensweise ist wie folgt: Damit das Kind gar nicht erst die Möglichkeit bekommt, nachts wach zu werden und zu schreien, weckt man es einfach vorher auf.

Die Gedanke dahinter ist, die Abstände zwischen dem nächtlichen Aufwecken ganz allmählich zu erhöhen und das Kind langsam daran zu gewöhnen, über immer längere Zeiträume durchzuschlafen. Sobald die Eltern das Kind geweckt haben, bringen sie es auf die sonst übliche Weise wieder zurück in den Schlaf. Die meisten Eltern füttern ihr Kind dann zum Beispiel oder sie wiegen es in ihren Armen.

Die Befürworter der Methode der „Scheduled Awakenings" hoffen, dass das nächtliche Schreiverhalten des Kindes auf diese Weise langsam aber sicher in Vergessenheit gerät. Ein Kind, dass regelmäßig nachts schreit und als Konsequenz Zuwendung von seinen Eltern erhält, wird für dieses Verhalten ungewollt von den Eltern „belohnt", indem sie auf das Kind mit Fürsorge reagieren. Wird das Kind aber geplant aufgeweckt, bevor es selber aufwacht, wird es nicht mehr nach seinen Eltern schreien müssen, da diese ja schon bei ihm sind. Als Resultat soll das nächtliche Schreiverhalten des Kindes einfach verblassen und schließlich ganz verschwinden.

Ein großer Nachteil dieser Methode ist, dass das Kind nicht lernt, sich nachts eigenständig so weit zu beruhigen, dass es, wenn es nachts aufwacht, von alleine wieder einschläft. Man versucht zwar dem Kind das Schreien abzugewöhnen, indem die Ruhe- bzw. Schlafzeiten allmählich verlängert werden, aber eine konkrete Hilfestellung wird nicht gegeben. Die Theorie hinter dieser Methode ist, dass das Kind nach und nach lernen soll, nachts seltener zu schreien und von alleine wieder einzuschlafen.

Trotz der gerade erwähnten Nachteile, werden teilweise sehr gute Erfolge mit dieser Methode erzielt. Allerdings muss man in Kauf nehmen, dass es etwas länger dauern kann, bis man zum gewünschten Ergebnis kommt. Zeiträume von mehreren Wochen sind hier durchaus im Rahmen, aber dafür ist sie, verglichen mit Methoden wie der „Extinction"-Methode, weitaus sanfter.

Man sollte unbedingt beachten, dass die Methode der „Scheduled Awakenings" nicht auf die natürlichen Schlafzyklen des Kindes abgestimmt ist. Das Kind wird also unter Umständen gerade dann aufgeweckt, wenn es sich in einer Schlafphase befindet, in der es normalerweise nicht aufwachen würde. Derartige Unterbrechungen des Schlafs führen im Allgemeinen zu Übermüdung und möglicherweise sogar zu Schlafentzug.

Aus diesem Grund sollte man definitiv von der Anwendung dieser Methode absehen, wenn das Kind nach den nächtlichen Weckungen Schwierigkeiten hat wieder einzuschlafen. Außerdem sollte man die Häufigkeit des nächtlichen Aufweckens so klein wie nur möglich halten. Weiterhin sollte die Methode nicht über längere Zeiträume durchgeführt werden.

Da die Erfahrung aber zeigt, dass die Methode der „Scheduled Awakenings" eine gewisse Zeit braucht, um erfolgreich zu sein, steht dies natürlich im Gegensatz zu der Tatsache, dass man sie nicht zu lange anwenden sollte. Man muss sich bewusst sein, dass es sich bei dieser Methode um einen gravierenden Eingriff in das Schlafverhalten des Kindes handelt. Falls in Betracht gezogen wird, diese Methode anzuwenden, sollten Eltern oder Bezugspersonen dies keinesfalls in Eigenregie tun, sondern zuvor unbedingt mit einem spezialisierten Arzt sprechen. Noch besser ist natürlich eine Durchführung unter ärztlicher Aufsicht.

Die typische Vorgehensweise für diese Methode ist:

1. Zuerst muss ein Protokoll erstellt werden, in dem die typischen nächtlichen Aufwachzeiten des Kindes dokumentiert werden.

2. Kurz bevor das Kind üblicherweise aufwacht, wird es geweckt. Das sollte etwa 15 bis 30 Minuten vor dem typischen Aufwachen des Kindes geschehen.

3. Nachdem das Kind geweckt wurde, soll es mit den Methoden, die auch sonst angewendet werden, wieder in den Schlaf begleitet werden (z.B. Stillen, Füttern oder im Arm halten).

4. Mit der Zeit werden die Abstände zwischen dem jeweiligen Aufwecken verlängert, beispielsweise jede Nacht um 20 Minuten.

Man sollte die Abstände so groß wie möglich halten, aber vermeiden, dass das Kind zwischendurch von alleine aufwacht.

5. Schlussendlich sollen die Abstände zwischen jedem einzelnen Aufwecken so weit auseinander liegen, dass sie die gesamte nächtliche Schlafdauer des Kindes umfassen. Dann braucht das Kind nicht mehr geweckt zu werden. Im Idealfall schläft das Kind nun die gesamte Nacht durch bzw. braucht seine Eltern nicht mehr, wenn es nachts wach werden sollte.

Beurteilung Methode der „Scheduled Awakenings": Diese Methode ist in Ordnung. Studien haben gute Erfolge bewiesen. Dennoch kann es zu Problemen kommen, die man mit zusätzlichen Vorgehensweisen (zum Beispiel Methode 2) angehen kann. Die Methode ist nicht unbedingt die erste Wahl und sicherlich auch nicht für jedes Kind gut geeignet.

Methode 4: Positive Routines (positive Routinen)

Bei der Methode der positiven Routinen geht es darum, dem Kind nicht nur ein unerwünschtes Verhalten, zum Beispiel sein nächtliches Schreien, abzugewöhnen, sondern ihm auch ein anderes Verhalten beizubringen. Die grundsätzliche Vorgehensweise dieser Methode ist, vor dem Schlafengehen Aktivitäten stattfinden zu lassen, die dem Kind Freude machen, so dass es das Zu-Bettgehen als freudiges Ereignis empfindet. Die Zielgruppe für diese Methode sind in erster Linie Kinder, die nicht gerne ins Bett gehen.

Ein weiterer wichtiger Aspekt der Methode der positiven Routinen ist die Bettzeit. Man versucht, dem Kind das Einschlafen durch spätere Bettzeiten zu erleichtern und ihm so ein „gutes Schlafverhalten" beizubringen. Die Idee dahinter ist, dass ein Kind, das leicht und schnell einschläft, in seinem Bett nicht schreien oder protestieren wird. Stattdessen soll es sich an die Atmosphäre erinnern, die zum Zeitpunkt des Einschlafens herrschte. Gemeint ist damit das Liegen im Bettchen, ohne dass es irgendwelche Aktivitäten gibt.

Die der Methode zugrundeliegende Theorie ist, dass sich das Kind, sobald sich diese Routine etabliert hat, unterbewusst an das Gefühl des Liegens im Bett beim Einschlafen erinnert, wenn es nachts aufwacht. Es soll dann allein durch das vertraute Liegen im Bett von alleine wieder einschlafen. Wenn das gelungen ist, sollen die Bettzeiten mit der Zeit wieder normalisiert werden.

Die Methode der positiven Routinen wird oft auch mit der Methode der sogenannten „Faded Bedtime" (verblassende Schlafenszeit) kombiniert. Bei dieser Vorgehensweise wird nicht nur ein späterer Einschlafzeitpunkt als üblich gewählt, sondern es wird auch immer wieder geprüft, ob das Kind schon breit ist, einzuschlafen. Sollte das noch nicht der Fall sein, wird abgebrochen und der Zeitpunkt des Schlafens auf einen etwas späteren Zeitpunkt verschoben.

Die übliche Vorgehensweise bei der Methode der positiven Routinen ist folgendermaßen:

1. Durch Führen eines Protokolls wird ermittelt, wann die übliche Einschlafzeit des Kindes ist. Hierbei ist darauf zu achten, dass man den wirklichen Einschlafzeitpunkt des Kindes in das Protokoll einträgt und nicht die Zeit, zu der das Kind normalerweise ins Bett gebracht wird.

2. Nachdem man nun den Einschlafzeitpunkt des Kindes kennt, bringt man es etwa 30 Minuten nach diesem Zeitpunkt in sein Bettchen. Es wird erwartet, dass das Kind nun sehr müde sein wird, da seine normale Schlafenszeit leicht überschritten ist und demzufolge zügig und ohne Protest einschläft. Bei der Durchführung ist darauf zu achten, dass das Kind noch wach ist, wenn es in sein Bett gelegt wird. Außerdem wird sich so wenig wie möglich mit dem Kind beschäftigt, wenn es einschlafen soll. Man hofft, dem Kind so beizubringen, dass dies die normalen Bedingungen für das Einschlafen sind. Variation: Die Abwandlung unter Zuhilfenahme der Methode der „Faded Bedtime" ist etwas komplizierter durchzuführen. Hier wartet man etwa 15 – 30 Minuten lang, ob das Kind einschläft.

Schläft es nicht ein, wird es wieder aus dem Bett genommen. 30 – 60 Minuten später erfolgt ein neuer Versuch. Diese Vorgehensweise wiederholt sich so oft, bis das Kind einschläft.

3. Damit sich der Schlafrhythmus des Kindes nicht verschiebt, wird das Kind morgens früh immer zur gleichen Zeit geweckt.

4. Wenn sich der natürlich Schlafrhythmus des Kindes eingependelt hat, also dann wenn es von alleine eingeschlafen ist und bis zur morgendlichen Weckzeit geschlafen hat, ohne seine Eltern zu benötigen, wird damit begonnen, die Schlafenszeit des Kindes jeden Abend schrittweise um einige Minuten nach vorn zu verschieben, bis die gewünschte Bettzeit erreicht wurde.

Man sollte bei dieser Methode beachten, dass es bei dem Kind zu Symptomen der Übermüdung kommen kann, da es morgens immer zur gleichen Zeit geweckt wird, obwohl seine abendliche Schlafenszeit leicht überschritten wurde. Durch dieses Vorgehen ist die effektive Schlafenszeit des Kindes etwas kürzer als normal. Wenn diese nicht extrem verkürzt wird und nur für wenige Tage geschieht, ist das grundsätzlich nicht so schlimm.

Ein weiterer Kritikpunkt bei der Methode der positiven Routinen ist das verspätete Zu-Bett-Bringen des Kindes, da dies zu Einschlafproblemen führen kann. Wie wir im weiteren Verlauf des Buches noch erläutern werden, führt ein zu langes Wachbleiben nicht immer zu einer Erleichterung des Einschlafens. Im Gegenteil, häufig erschwert es sogar das Einschlafen. Um das zu verhindern, wird bei der Anwendung der Methode empfohlen, die Zeit vor dem Zu-Bett-Bringen, also etwa eine halbe Stunde vorher, möglichst ruhig zu gestalten, damit das Kind nicht überdreht wird und als Folge nicht einschlafen kann. So sollten Eltern bevor sie ihr Kind ins Bett bringen zum Beispiel auf Spiele mit dem Kind oder eine zu starke Beleuchtung verzichten.

Außerdem soll das Protokollieren des Schlafenszeitpunkts des Kindes relativ exakt darüber Auskunft geben, wann die bevorzugte Einschlafzeit des Kindes ist. Dadurch hofft man, dass das Kind nicht so stark übermüdet, weil die Zeit des Ins-Bett-Bringens ungefähr mit der Zeit des Schlafens übereinstimmt.

Unsere Bewertung der Methode der positiven Routinen: Wir geben der Methode ein sehr gut. Wenn Ihr Kind ohne die elterliche Unterstützung nicht wieder einschlafen kann, wenn es nachts aufwacht, ist diese Methode sehr gut geeignet und dem Kind beizubringen, wie es ohne Hilfe wieder in den Schlaf findet. Sehr wichtig ist es aber in Ergänzung dazu, die richtige Schlafumgebung für das Kind zu schaffen. In unser Programm wurden einige der Vorteile der Methode der positiven Routinen eingearbeitet. Wobei wir uns dabei eher auf das Verhalten beim Ins-Bett-Bringen und die abendlichen Routinen konzentriert haben, statt auf den Aspekt des „faded Bedtime". Wir haben daher nur einzelne Bestandteile der Methode der positiven Routinen in unser Programm übernommen. Die Methode selbst basiert stark auf dem konkreten Training des Kindes, indem sie versucht, dem Kind das selbständige Einschlafverhalten durch gezieltes und häufiges Wiederholen beizubringen. Wir haben auch in unserem Programm Wert darauf gelegt, Kindern, die Schwierigkeiten mit dem nächtlichen Wiedereinschlafen haben, eine Hilfestellung zu bieten. Sollte das jedoch nicht genügen, kann man die Methode der positiven Routinen ebenfalls in Betracht ziehen.

Wir möchten Ihnen eine interessante Zusatzinformation nicht vorenthalten. Studien haben gezeigt, dass die Methode der positiven Routinen (unter Einbeziehung der „Faded Bedtime") das Schlafverhalten von Kindern nicht nur schnell verbessern konnte, sondern dass auch die Zufriedenheit der Eltern stark gesteigert werden konnte, ganz besonders im Vergleich mit den „Extinction"-Methoden.

Übersicht über die einzelnen Methoden:

Name	Ziel	Nachteile	Vorteile	Empfehlung
Extinction (inklusive Variationen)	- Dem Kind das Schreien abzugewöhnen - Das Kind soll von alleine lernen, sich selbst zu beruhigen und wieder einzuschlafen	- Emotionale Problemene - Kein alternatives Verhalten wird gezeigt. - Geht nicht auf die grundsätzlichen Probleme (z.B. ein zu warmer Raum) des nächtlichen Aufwachens ein.	- Schnell und effektiv um ein Verhalten zu löschen.	- Nur in absoluten Ausnahmefällen.
Parentel Education	- Die richtigen Schlafbedingungen für das Kind schaffen. - Dem Kind die richtigen Verhaltensweise zeigen.	- Teilweise komplex. - Mehrere Schritte anstelle von einem notwendig. - Bei stark etabliertem „Schreiverhalten" häufig eine weitere Methode nötig.	- Behandelt das Problem, nicht die Symptome. - Sanfte Vorgehensweise. - Emotional nicht belastend.	- Ja, die richtigen Schlafbedinungen für ein Kind sind immer essentiell. Dem Kind das richtige Verhalten beizubringen, ist gleichermaßen wichtig. - Sollte als erste Möglichkeit genutzt werden.
Scheduled Awakenings	- Das Problem durch immer längere Schlafphasen in den Griff bekommen (in der Hoffnung, dass das Kind bei normalem Aufwachen wieder von alleine einschläft).	- wenn Probleme mit den Schlafbedingungen bestehen, werden sie nicht angegangen. - Zeigt dem Kind nicht, wie es sich von alleine beruhigt, sondern hofft, dass es das von allein lernt. - Dauert relativ lange. - Kann sehr anstrengend für Kind und Eltern sein.	- Relativ hohe Erfolgsquote, besonders in Kombination mit Methode zwei.	- Nicht unbedingt erste Wahl, wegen der Belastung durch die unüblichen Schlafzyklen, aber dennoch eine Methode, die in Betracht gezogen werden kann.

Positve Routines	- Das Kind soll lernen, 1) dass Schlafen etwas Gutes und Angenehmes ist und 2) dass es selbständig und ohne Hilfe der Eltern einschlafen kann, sogar wenn es nachts von alleine aufwacht.	- Es wird keine konkrete Hilfestellung gegeben, wenn das Kind nachts von alleine aufwacht. Die Hoffnung ist, dass das Kind das erste Einschlafen am Abend auf das nächtliche Erwachen überträgt. In unserem Programm zeigen wir Vorgehensweisen, wie dies besser geht. Diese können dann kombiniert werden. So kann ein schnellerer und wahrscheinlicherer Effekt entstehen. - Die Methode geht nicht auf schlechte Schlafbedingungen ein. Auch hier ist unser Programm hilfreich.	- Mit Nr. 2 zusammen emotional die beste Methode für alle Beteilligten - Zeigt gutes Schlafverhalten. - Häufig schnell und effektiv.	- Sehr gute Ergänzung. Zuerst die normale Methoden aus unserem Programm probieren. Sollte diese nicht reichen, kann man mit dieser Methode gut unterstützen.

Abschließende Beurteilung der verschiedenen Methoden

Wir haben Ihnen in diesem Kapitel eine Vielzahl an verschiedenen Methoden zur Behandlung von kindlichen Ein- und Durchschlafproblemen vorgestellt. Diese Methoden wurden wissenschaftlich erforscht und sollen helfen, Kindern, die nachts schreien und nicht von alleine wieder einschlafen können, ein solches Verhalten abzugewöhnen oder ihnen beizubringen, von allein wieder in den Schlaf zu finden.

Bei den meisten Kindern genügen häufig schon leichte Modifikationen des Ins-Bett-Bringens und das generelle Schaffen von guten Schlafbedingungen, um die Schlafprobleme zu lösen. Methode zwei, die „Parentel Education", bietet hierfür eine gute Basis. Folgen Sie einfach unserem Programm, denn wir haben die Elemente aus dem Parentel Education in unser Programm eingearbeitet.

Sollte sich nach einiger Zeit keine Verbesserung des Schlafverhaltens Ihres Kindes abzeichnen, sollten Sie, allerdings in Absprache mit einem Arzt, zu einer der anderen Methoden greifen. Welche Methode die richtige ist, ist natürlich stark abhängig vom Kind und der familiären Situation.

Sollte unser Programm nicht ausreichen, empfiehlt sich normalerweise Methode 4, die Methode der positiven Routinen und Einbeziehung der Faded Bedtime. Als nächste Alternative wäre Methode 3, die Methode der „Scheduled Awakenings" in Betracht zu ziehen. Allerdings bedeuten beide Methoden ein Eingreifen in das Schlafverhalten des Kindes und sollten daher zumindest mit dem Arzt abgesprochen sein oder besser noch, unter ärztlicher Aufsicht stattfinden. Der Kinderarzt ist natürlich der erste Ansprechpartner, sollte er aber nicht die nötige Expertise besitzen, weil er sich in Bezug auf das Schlafverhalten von Kindern nicht ausreichend auskennt, gibt es spezielle Schlafsprechstunden und Kliniken, an die man sich wenden kann. Es ist durchaus nicht unüblich, dass Kinderärzte kein spezielles Fachwissen über Schlafprobleme bei Kindern haben, da sie in der Regel keine Neurologen sind.

Wo soll das Kind schlafen?

An der Frage, wo das Kind schlafen soll, scheiden sich die Geister. Im Wesentlichen gibt es drei Orte, wo die meisten Kinder schlafen. Viele Kinder schlafen im eigenen Zimmer in ihrem eigenen Bettchen. Andere Kinder schlafen mit im Schlafzimmer der Eltern, dort aber ebenfalls in ihrem eigenen Bett. Zu guter Letzt gibt es Kinder, die nicht nur mit im Zimmer der Eltern schlafen, sondern mit im Bett der Eltern. Letzteres bezeichnet man als Co-Sleeping, was vom englischen Begriff Communal Sleeping abgeleitet wurde und Gemeinschaftsschlafen bedeutet. Manchmal wird auch das Schlafen im Zimmer der Eltern, aber in einem eigenen Bett, Co-Sleeping genannt.

Viele Experten haben eine klare Meinung dazu, welche der drei Methoden die richtige ist. Weil aber alle Methoden ihre spezifischen Vor- und Nachteile haben, empfiehlt es sich, die Methode zu wählen, die für die eigene Situation am besten geeignet ist.

Auch der kulturelle Hintergrund beeinflusst die Meinung der Experten. So ist zum Beispiel das Co-Sleeping, also das Schlafen des Babys mit im elterlichen Bett, in der lateinamerikanischen Kultur die mit Abstand am häufigsten praktizierte Weise zu schlafen. Ungefähr 95 Prozent der Familien Lateinamerikas schlafen so. Forscher und Fachleute, die aus diesem kulturellen Hintergrund stammen, bevorzugen meistens diese Schlafmethode, weil sie sie als üblich und normal beurteilen.

Viele Laien haben ebenfalls oft eine sehr ausgeprägte Meinung zu diesem Thema. Diese basiert zum Teil auf eigenenen Erfahrungen, manchmal aber auch nur auf einer Idealvorstellung davon, was ihnen persönlich am besten gefallen würde.

Wir sehen das grundsätzlich ein wenig anders. Alle der drei vorgestellten Schlafformen haben sowohl Vor- als auch Nachteile. Natürlich gibt es zu jeder einzelnen Form unzählige Berichte von Eltern, die mit der von ihnen gewählten Schlafsituation wunderbar zurecht kommen. Wir empfehlen jedoch, bei der Entscheidung, welche Methode man für die eigenen Familie am besten hält, sich nicht von den möglicherweise sehr starren und einseitigen Vorstellungen anderer beeinflussen zu lassen. Vielmehr sollten alle Faktoren einbezogen werden. Dazu gehören sowohl die Alltagssituation der Familie, die äußeren Bedingungen, wie zum Beispiel Straßenlärm im elterlichen Schlafzimmer, aber auch die persönlichen Bedürfnisse der einzelnen Familienmitglieder.

Nicht selten wählen Eltern schon vor der Geburt ihres Kindes die spätere Schlafmethode. Im Alltagsleben kann sich dann herausstellen, dass die Methode nicht geeignet ist. Man sollte sich daher nicht auf einen bestimmten Ort versteifen. Bleiben Sie flexibel und erlauben Sie sich einen Wechsel der Schlafmethode, wenn sie feststellen, dass es mit der zuvor gewählten nicht richtig klappen will. Allerdings sollte man natürlich trotzdem versuchen, eine gewisse Beständigkeit für das Kind zu schaffen und die Methode nicht jede Nacht wechseln.

Viele Eltern etwas älterer Kindern fragen sich womöglich, wie das in ihrem Fall ist. Das Kind schläft zwar im eigenen Zimmer, krabbelt aber nachts häufig mit in das Bett der Eltern. Hier handelt es sich nicht um einen Wechsel der Schlafmethode. Ähnlich wie wenn man sich nachts um ein zahnendes Baby kümmert, bedeutet es nicht, dass die Schlafmethode gewechselt wurde, weil das Kind nachts die Geborgenheit bei seinen Eltern gesucht hat.

Schlafen im Kinderzimmer

Die meisten Eltern, aber auch Nicht-Eltern, empfinden es als normal, wenn Kinder in ihrem eigenen Kinderzimmer schlafen. Das liegt hauptsächlich daran, dass diese Methode in Film und Fernsehen besonders häufig vorkommt. Grundsätzlich ist gegen diese Methode nur wenig einzuwenden und es ist völlig verständlich, wenn Sie möchten, dass Ihr Baby in seinem eigenen Zimmer schläft.

Die Vorteile, wenn das Kind im eigenen Zimmer schläft, liegen auf der Hand. Beide, sowohl das Kind als auch die Eltern, haben dadurch ein nächtliches Rückzugsgebiet. Viele Eltern bemängeln an den anderen Schlafmethoden, dass sie keine Zärtlichkeiten mehr austauschen können, wenn das Kind im gleichen Zimmer mit ihnen schläft. Sex im Ehebett ist dann häufig schwierig oder gar nicht mehr möglich. Was Paare aber oft viel mehr belastet, ist die Tatsache, dass sie beim Schlafen nicht mehr kuscheln können. Das ist ganz besonders beim Co-Sleeping der Fall.

Bei Familien mit mehreren Kindern kann Eifersucht ebenfalls ein schwieriges Thema sein. Häufig haben die älteren Kinder Sorge, dass das neue Baby ihnen die Eltern wegnimmt. Schläft das Kleine dann auch noch mit im Bett der Eltern, wird diese Befürchtung eventuell verstärkt. Wenn das neue Baby aber im eigenen Zimmer schläft, werden die älteren Kinder nicht so leicht eifersüchtig.

Ein Nachteil dieser Schlafmethode ist, dass Kinder manchmal eine gewisse Eingewöhnungszeit brauchen. Manche Kinder geraten in Panik, wenn sie nachts aufwachen und ihre Eltern sind nicht bei ihnen, besonders wenn sie abends im Beisein der Eltern eingeschlafen sind. Hierin liegt eines der häufigsten Probleme bei dieser Schlafmethode.

Das kann mit der Zeit immer schlimmer werden, denn dadurch, dass die Kinder unter der Sorge leiden, dass ihre Mutter oder ihr Vater nachts plötzlich verschwunden sein könnten, schlafen sie unruhig. Wenn sie dann nachts aufwachen, merken sie, dass sich ihre Befürchtung bestätigt hat und die Eltern tatsächlich nicht mehr da sind. Das wiederum vergrößert die Sorge des Kindes unter Umständen noch mehr.

Bei dieser Schlafform ist es daher wichtig, darauf zu achten, dass das Kind sich sicher in seinem Zimmer fühlt und dass man frühzeitig reagiert, wenn es die Hilfe der Eltern benötigt.

Plötzlicher Kindstod beim Schlafen im eigenen Zimmer

Wichtig: Wenn Sie sich für diese Schlafmethode entscheiden sollten, sollten Sie sich auf jeden Fall mit Ihrem Arzt besprechen. Es gibt Anhaltspunkte dafür, dass Fälle des plötzlichen Kindstodes häufiger auftreten, wenn Babys im eigenen Zimmer schlafen und nicht im Zimmer der Eltern.

Wir möchten Sie nicht erschrecken, aber dieses Risiko sollten Sie ernst nehmen, insbesondere wenn noch andere Risikofaktoren hinzukommen. Unserer Meinung nach ist eine genaue Analyse durch einen Arzt, der sich mit diesem Thema gut auskennt und die persönlichen Risikofaktoren Ihres Kindes professionell abschätzen kann, sinnvoll und nötig, bevor Sie sich für diese Schlafmethode entscheiden. Der plötzliche Kindstod sollte nicht unterschätzt werden. Er ist immerhin in Deutschland die häufigste Todesursache für Babys jenseits der Neugeborenenperiode.

Die Minimierung der Risikofaktoren für den plötzlichen Kindstod ist wichtig. In einer Studie in den USA wurde festgestellt, dass bei 99 Prozent der Kinder, die am plötzlichen Kindstod gestorben sind, mindestens ein Risikofaktor vorlag.

Wobei das Schlafen in eigenen Zimmer nicht als starker Risikofaktor bewertet wird. Ein hoch bewerteter Risikofaktor ist zum Beispiel der Drogenkonsum der Mutter. Deswegen empfehlen wir, mit einem Arzt zu besprechen, welche Schlafform für das eigene Kind geeignet ist, damit man die persönlich richtige und medizinisch fundierte Entscheidung treffen kann.

Vorgehensweise für ruhige Nächte im eigenen Kinderzimmer

Wenn man möchte, dass das Kind im eigenen Zimmer schläft, muss man drei Hauptaspekte beachten.

1. Das Kind sollte sein Kinderzimmer mögen.

2. Das Kind muss sich allein sicher fühlen.

3. Man sollte darauf achten, frühzeitig zu reagieren, wenn das Kind etwas braucht.

Nicht alle Schlafprobleme sind identisch. Manche Kinder haben Probleme damit, abends einzuschlafen, schlafen aber generell gut während der

Nacht, andere hingegen finden zwar abends recht gut in den Schlaf, wachen aber nachts immer wieder auf. Deswegen unterteilen wir Schlafprobleme zunächst generell in Einschlaf- und in Durchschlafprobleme.

Beim Schlafen in eigenen Zimmer kann jedes Problem für sich allein auftreten oder auch beide zusammen. Sollte das bei Ihrem Kind der Fall sein, bitten wir Sie, zusätzlich in den jeweiligen Kapiteln nachzuschlagen. Die dort beschriebenen Vorgehensweisen sind auch für Kinder geeignet, die im eigenen Zimmer schlafen.

In diesem Kapitel werden wir uns nur mit den spezifischen Besonderheiten befassen, die für das Schlafen im eigenen Zimmer gelten.

Ihr Kind schläft noch nicht in seinen eigenen Zimmer

Wenn Sie den Schlafplatz Ihres Kindes gerne ändern möchten, sollten eventuelle Probleme, die das Kind beim Ein- oder Durchschlafen hat, idealerweise vorher gelöst werden, denn eine Veränderung des Schlafplatzes ist für viele Kinder ein spürbarer Einschnitt und kann es stark fordern. Oft brauchen Kinder eine gewisse Übergangszeit, bis sie sich an die Umstellung gewöhnt haben. Gerade wenn Ihr Kind noch keinen stabilen Schlafrhythmus gefunden hat, kann das die Angelegenheit noch verkomplizieren. Sollte Ihr Kind jedoch nicht unter Schlafproblemen leiden, steht dem Umzug ins eigene Zimmer im Prinzip nichts im Wege.

Die Vorgehensweise, wie man sein Kind an die neue Situation gewöhnt, ist im Grunde immer gleich, unabhängig vom Alter des Kindes. Der einzige Unterschied liegt hauptsächlich darin, dass ältere Kinder schon Begründungen und Erklärungen verstehen können, während Babys das natürlich noch nicht können.

Bei einem größeren Kind kann man zum Beispiel einen konkreten Umzugstag festlegen. Mit einer kleinen Zeremonie kann man dann feiern, dass das Kind jetzt schon so groß ist, dass es alleine in seinem eigenen Zimmer schlafen darf. Dazu könnte man das Zimmer gemeinsam mit dem Kind hübsch dekorieren und ihm abends eine besonders beliebte Gute-Nacht-Geschichte vorlesen.

Allerdings sollte man ein auch wenig darauf achten, den Tag nicht zu aufregend zu gestalten. Dem Kind wird es wahrscheinlich ohnehin schon schwer fallen, in der neuen Umgebung zu schlafen. Wenn die Situation für es zu aufregend ist, dann kann ihm das Einschlafen dadurch zusätzlich erschwert werden.

Viele Kinder, die bisher im Schlafzimmer der Eltern geschlafen haben, tun sich sehr schwer damit, sich an die neue Situation zu gewöhnen. Wenn die Familie zuvor gemeinsam entschieden hat, dass das Kind in seinem eigenen Zimmer schlafen soll, dann sollte man es aber zumindest versuchen. Stellen Sie jedoch fest, dass Ihr Kind noch zu große Schwierigkeiten dabei hat, sich umzustellen, sollten Sie unter Umständen noch einige Zeit damit warten. Oft ist es aber auch nur die anfängliche Nervosität, die das Kind die neue Umgebung nicht akzeptieren lässt und es gewöhnt sich dann doch recht schnell daran, im eigenen Zimmer zu schlafen.

Vorgehensweise

Wir halten es für sehr wichtig, bei einem Umzug des Kindes ins eigene Zimmer die Grundsätze des Programms zu beachten und durchzuführen. In erster Linie betrifft so ein Umzug ja Kinder, die bisher daran gewöhnt waren, mit ihren Eltern in einem gemeinsamen Raum zu schlafen. Wir möchten diesen Kindern, und natürlich auch ihren Eltern, die Umstellung gerne erleichtern.

Vorgehensweise bei sehr jungen Kindern

Wenn man seinem Kind beibringen möchte, in seinem eigenen Zimmer zu schlafen, ist die Vorgehensweise für jüngere Kinder zwar im Grunde der für die älteren Kinder sehr ähnlich, aber es gibt doch kleine Unterschiede. Älteren Kindern kann man zum Beispiel schon erklären, warum man etwas tut, während das bei jüngeren Kindern noch nicht möglich ist. Außerdem können ältere Kinder einfach wieder aus dem Bett krabbeln, was die Eltern vor andere Probleme stellt, als ein Kind, das noch nicht allein aus seinem Bett heraus kann.

Besonders die sprachliche Entwicklung ist von Kind zu Kind sehr unterschiedlich. Daher kann man nur schwer eine Altersgrenze festlegen, ab wann welche Vorgehensweise genutzt werden sollte. Um die richtige Vorgehensweise für das Kind zu finden, müssen wir die Kinder daher in zwei Kategorien einteilen. Einmal in sehr junge Kinder und einmal in ältere Kinder. Wir beginnen mit den sehr jungen Kindern. Diese zeichnen sich durch folgenden Merkmale aus:

1. Sie können noch keine Erklärungen verstehen. Ihre sprachlichen Fähigkeiten sind noch nicht völlig ausgebildet.

2. Sie können noch nicht allein aus ihrem Bett steigen und in das Zimmer der Eltern kommen.

Schritt 1: Das Kinderzimmer mit positiven Erlebnissen verbinden.

Es ist wichtig, dass das Kind keine Angst vor seinem Kinderzimmer hat. Ganz im Gegenteil, das Kind sollte sein Kinderzimmer sehr gerne mögen und sich darin wohl und geborgen fühlen. Man sollte daher darauf achten, dass das Kind möglichst nur gute Erlebnisse in seinem Zimmer hat. Damit ein Kind das Gefühl der Geborgenheit in seinem Zimmer entwickeln kann, sollte man möglichst viele schöne Dinge dort mit ihm gemeinsam tun, wie zum Beispiel gemeinsam mit ihm spielen, schmusen oder ihm etwas vorsingen. Wenn es Schlafenszeit ist, sind aktive oder aufregende Aktivitäten jedoch nicht geeignet. Stattdessen sollte man etwas ruhiges vorziehen, wie zum Beispiel das Vorlesen einer Gute-Nacht-Geschichte, auch wenn das Kind sie noch nicht verstehen kann. Der Klang der Stimme der Eltern wirkt auch auf sehr junge Kinder beruhigend.

Schritt 2: Mit dem Kind zusammen in seinem Zimmer schlafen

Um seinem Kind den Umzug ins eigene Zimmer zu erleichtern, sollte ein Elternteil anfangs mit im Zimmer des Kindes schlafen. Er sollte dabei sein Bett möglichst nah an das Bett des Kindes stellen. Man braucht sich für diese kurze Übergangsphase nicht extra ein zusätzliches Bett zu kaufen. Eine einfache Matratze, die man neben das Bett oder die Wiege des Kindes legt, tut es vorübergehend meistens auch. Außerdem muss der Schlafplatz des Elternteils leicht zu bewegen sein, da man ihn im Laufe der Zeit immer weiter vom Schlafplatz des Kindes entfernen wird.

Wenn Sie bisher mit Ihrem Kind im Co-Sleeping geschlafen haben, sollten Sie abwägen, ob es sinnvoll und sicher ist, dies im Kinderzimmer weiter zu tun. Wichtig ist, dass das Kind Sie nachts wahrnehmen kann.

Falls Ihr Kind daran gewöhnt ist, nachts von der Mutter gestillt zu werden, wäre es hilfreich, wenn der Vater die Aufgabe des Schlafens im Kinderzimmer übernimmt, da er nicht nach Muttermilch riecht (siehe dazu auch das Kapitel „Trick für stillende Mütter, bei denen das Kind die Brust zum Einschlafen braucht").

Beginnen Sie nun damit, dass Sie gemeinsam mit Ihrem Kind in dem neuen Raum schlafen und bleiben Sie dabei ganz nahe bei dem Kind, aber in Ihrem eigenen Bett bzw. auf Ihrer eigenen Matratze. Versuchen Sie alles möglichst so zu lassen, wie es vorher war, nur dass sich der Ort des Schlafens geändert hat. Sobald sich Ihr Kind an die neue Situation gewöhnt hat, was meistens innerhalb weniger Tage der Fall ist, und in dem neuen Raum unter ähnlichen Bedingungen wie zuvor im Zimmer seiner Eltern gut schläft, können Sie zum nächsten Schritt übergehen.

Schritt 3 (optional): Co-Sleeping aufgeben

Schritt drei ist nur relevant für Familien, die im Co-Sleeping schlafen. Wenn das Kind bisher im Bett der Eltern geschlafen hat und von nun an im eigenen Zimmer schlafen soll, liegt es auf der Hand, dass das Co-Sleeping aufgegeben werden muss. Der Umzug ins eigene Zimmer ist genau der richtige Zeitpunkt dafür. Bringen Sie Ihr Kind zum Schlafen in sein eigenes Bett und platzieren Sie das Bett (oder die Matratze), in dem Sie schlafen, unmittelbar neben dem Bett Ihres Kindes. Dieser Schritt ist für Kinder, die bisher daran gewöhnt waren, mit bei den Eltern zu schlafen, verständlicherweise nicht leicht und man sollte ein wenig Geduld mit dem Kind haben.

Sollte Ihr Kind protestieren, nehmen Sie das ruhig ernst und beruhigen Sie es. Versuchen Sie aber trotzdem durchzuhalten. Mit der Zeit wird Ihr Kind akzeptieren, dass Sie in einem anderen Bett schlafen als es selbst. Geben Sie nicht zu früh auf. Die erste Nacht ist erfahrungsgemäß die schwerste.

Da Anfangs der Abstand zwischen Ihnen und Ihrem Kind noch nicht sehr groß ist, sollte es keine größeren Probleme geben, da Ihr Kind Sie ja immer noch in nächster Nähe hat. Falls doch, sollten Sie zunächst den Abstand zu Ihrem Kind wieder ein wenig verringern, so dass Sie fast wieder im Co-Sleeping mit Ihrem Kind schlafen. Sobald Ihr Kind dann wieder ruhiger schläft, steigern Sie den Abstand in der nächsten Nacht erneut. Jedes Mal, wenn Ihr Kind einen bestimmten Abstand gut akzeptiert, sollten Sie ihn in der folgenden Nacht ein wenig vergrößern.

Schritt 4: Die Entfernung zum Kind langsam vergrößern

Wir sind nun soweit, dass das Kind ruhig in seinem Bettchen und ein Elternteil auf einem Bett oder einer Matratze unmittelbar neben seinem Kind schläft. Bei diesem, dem vierten Schritt, geht es darum, die Entfernung zwischen sich und dem Kind zunehmend zu vergrößern. Nach jeder Nacht, in der Ihr Kind einen bestimmten Abstand zwischen Ihnen und sich selbst akzeptiert hat, sollten Sie die Entfernung Ihrer Schlafstelle zum Bett Ihres Kindes um etwa einen halben Meter vergrößern. Nach einigen Tagen ist es dann soweit, dass Sie sich mit Ihrer Schlafstelle am anderen Ende des Zimmers befinden.

Schritt 5: Das Zimmer nachts verlassen

Dies ist der letzte Schritt. Im Moment schlafen Sie, mit einem großen Abstand zu Ihrem Kind, am anderen Ende des Raums. Jetzt ist es an der Zeit, das Zimmer ganz zu verlassen. Wenn Sie Ihr Kind abends in sein Bettchen gebracht haben, bleiben Sie nicht mehr nachts zum Schlafen bei ihm. Ihr Kind schläft nun in seinem eigenen Bett in seinem eigenen Zimmer. Ganz besonders am Anfang sollten Sie sehr aufmerksam sein, für den Fall, dass Ihr Kind Sie nachts braucht. Sie sollten dann möglichst schnell reagieren, damit es keine Trennungsangst entwickelt. Besonders nach einer so tiefgreifenden Umstellung, sollte das Kind das sichere Gefühl haben, dass seine Eltern sich sofort um es kümmern, wenn es ihm nachts nicht gut geht.

Vorgehensweise bei älteren Kindern

Möchte man ältere Kinder daran gewöhnen, in ihrem eigenen Zimmer in einem eigenen Bett zu schlafen, geht man grundsätzlich genauso vor wie bei jüngeren Kindern. Man schläft zuerst ganz nah bei ihnen, bewegt dann seine eigene Schlafstelle nach und nach von der des Kindes weg, bis man schließlich gar nicht mehr mit dem Kind im selben Zimmer schläft.

Da ältere Kinder aber schon Erklärungen verstehen können, kann man noch ein wenig mehr tun:

1. Machen Sie Ihrem Kind das eigene Zimmer attraktiv.

    Sagen Sie Ihrem Kind, wie stolz Sie auf es sind, weil es schon so groß ist, dass es in einem eigenen Zimmer schlafen darf.

2. Erklären Sie Ihrem Kind, dass Sie nur ein Zimmer weiter schlafen und sofort zu ihm kommen, wenn es Sie braucht.

Schlafen im Zimmer der Eltern

Wenn Kinder im Zimmer ihrer Eltern schlafen, wird zwischen zwei verschiedene Schlafweisen unterschieden. Zum einen gibt es da das Co-Sleeping. Beim Co-Sleeping schläft das Kind im selben Bett wie die Eltern. Bei der zweiten Schlafweise schlafen die Kinder zwar im gleichen Zimmer wie die Eltern, aber in ihren eigenen Bettchen.

Manchmal wird der Begriff „Co-Sleeping" auch verwendet, wenn das Kind zwar im Zimmer der Eltern schläft, aber trotzdem im eigenen Bett. In diesem Buch benutzen wir den Begriff „Co-Sleeping" aber nur dann, wenn das Kind mit im Bett der Eltern schläft. Zur Zeit ist diese Verwendung auch am weitesten verbreitet. Im englischen Sprachraum gibt es auch noch den Ausdruck „Bed-Sharing" (das Teilen des Betts), um diese Unterscheidung zu verdeutlichen.

Das Schlafen im Bett der Eltern und das Schlafen im gleichen Raum, aber im eigenen Bett, sind vom Grundsatz her sehr ähnlich. Dennoch gibt es einige, zum Teil sehr bedeutsame, Unterschiede.

Generell hat es große Vorteile, wenn Kinder mit im Zimmer der Eltern schlafen. Diese treten ganz besonders bei der Bekämpfung von Schlafproblemen hervor. Im Grunde sollten Kinder, die nicht gut schlafen, möglichst bei ihren Eltern schlafen. Wir werden die Vor- und Nachteile des Co-Sleeping und des Schlafens im selben Zimmer der Eltern, aber im eigenen Bett, im Einzelnen noch näher erläutern. Zunächst aber möchten wir auf das Thema Schlafen im Zimmer der Eltern im Allgemeinen eingehen und die Vor- und Nachteile vorstellen.

Beginnen wir mit den Vorzügen:

Allgemeine Vorteile

Unabhängig davon, ob das Kind mit im Familienbett schläft oder ein eigenes Bett im Zimmer der Eltern hat, gibt es eine Reihe von Vorteilen, wenn Kinder im selben Zimmer schlafen wie ihre Eltern.

1. Kinder müssen weniger oft weinen oder schreien

Eltern, deren Kinder mit im Elternzimmer schlafen, bemerken viel schneller, wenn ihr Kind nachts etwas braucht oder es ihm nicht gut geht, als wenn es in einem anderen Raum schläft. Viele Kinder machen sich erst einmal durch ein leises Wimmern oder unruhige Bewegungen bemerkbar, wenn ihnen etwas fehlt. Da diese Geräusche nur sehr leise sind, merken Eltern, deren Kinder in einem anderen Zimmer schlafen, in diesem frühen Stadium noch nicht, wenn ihr Kind sie braucht.

Einem Kind, das in einem anderen Zimmer schläft als seine Eltern, bleibt nichts anderes übrig, als zu schreien, damit seine Eltern es hören. Eltern, die im selben Zimmer mit ihrem Kind schlafen, bemerken sehr viel früher, wenn ihr Kind sich nachts meldet. So muss das Kind nicht schreien, um auf sich aufmerksam zu machen.

Die Vorteile des Schlafens im Zimmer der Eltern sind beachtenswert. Es ist weniger wahrscheinlich, dass Kinder, die im elterlichen Schlafzimmer schlafen, sich angewöhnen zu schreien, da sie dieses Verhalten nicht brauchen, um ihre Eltern zu rufen. Außerdem wird weder der Schlaf des Kindes noch der der Eltern so intensiv gestört, wie wenn das Kind erst laut schreien muss, bis es versorgt wird. Schreien regt Kinder stark auf, so dass ihnen das spätere Wiedereinschlafen schwerer fällt.

Eltern, die mit ihrem Kind im selben Zimmer schlafen, können viel schneller auf die Bedürfnisse ihres Kindes reagieren, so dass es allen leichter fällt, schnell wieder einzuschlafen.

2. Die Schlafphasen der Eltern und der Kinder gleichen sich (teilweise) an

Kinder, besonders Babys, und Erwachsene haben stark unterschiedliche Schlafphasen, denn die Schlafzyklen sind bei Kindern weitaus kürzer als bei Erwachsenen. Dennoch gleichen sich die Schlafphasen von Eltern und Kindern teilweise an, wenn sie im gleichen Raum schlafen. Dadurch reißt das Kind die Eltern seltener aus dem Tiefschlaf, wenn es nachts aufwacht, als das der Fall ist, wenn es in seinem eigenen Zimmer schläft. Das hat den Vorteil, dass Eltern und Kinder tagsüber ausgeruhter sind.

3. Viele Väter freuen sich über den engeren Kontakt

Gerade berufstätige Väter (oder Mütter) befürchten, dass sie nachts nicht genug Schlaf bekommen, wenn ihr Kind im selben Zimmer schläft und stehen dieser Schlafweise deswegen häufig erst einmal kritisch gegenüber. Versuchen sie es aber trotzdem, berichten viele, dass sie diese Art zu Schlafen sogar genießen, weil sie einen intensiveren Kontakt zu ihrem Kind aufbauen können. Nicht nur Väter, sondern alle arbeitenden Bezugspersonen, die tagsüber nicht so viel Kontakt zu ihrem Kind haben können, können von dieser Regelung profitieren.

4. Das Reisen fällt oft leichter

Gerade das Verreisen kann mit einem kleinen Kind sehr kompliziert werden. Ist das Kind aber daran gewöhnt, mit seinen Eltern in einem Zimmer zu schlafen, fällt es ihm meistens viel leichter, in einer fremden Umgebung zu schlafen, solange seine Eltern bei ihm sind. Urlaube und Hotelübernachtungen stellen so kaum ein Problem dar.

5. Insgesamt weniger stark gestörter Schlaf

Eltern, die im Co-Sleeping schlafen oder deren Kinder im eigenen Bett im elterlichen Schlafzimmer schlafen, berichten, dass sie insgesamt besser schlafen. Obwohl sie häufiger aufwachen, empfinden sie sich als nicht so stark im Schlaf gestört, wie Eltern, deren Kinder im Kinderzimmer schlafen und ähnlich häufig wach werden.

6. Vermutlich geförderte Entwicklung des Kindes

Bis zum heutigen Tage unbewiesen, aber nicht abwegig, ist die Vermutung, dass das Schlafen in der Nähe der Eltern die Entwicklung des Kindes fördert. Es gibt Studien, die darauf hindeuten, dass es Kindern, die im Zimmer der Eltern schlafen, leichter fällt, tagsüber unabhängiger zu sein. Auf den ersten Blick mag das überraschen, aber wenn man berücksichtigt, dass Kinder, die bei den Eltern schlafen, sich möglicherweise sicherer fühlen, weil sie einen engeren Kontakt zu ihren Bezugspersonen haben, klingt das durchaus plausibel. Kinder, die im eigenen Zimmer schlafen, haben unter Umständen vermehrt die Sorge, ihre Bezugsperson zu verlieren und übertragen dieses Gefühl auch auf den Alltag. Diese Theorie ist noch nicht hinreichend erforscht und man kann daher noch keine abschließende Aussage dazu treffen, aber die Wahrscheinlichkeit, dass das Schlafen in einem gemeinschaftlichen Raum gut für die Entwicklung des Kindes ist, ist recht hoch.

7. Gasaustausch zwischen Mutter und Kind

Dadurch, dass Mutter und Kind im gleichen Raum schlafen, findet ein Gasaustausch statt. Bestimmte Stoffe, die die Mutter ausatmet, atmet das Kind ein. In der Wissenschaft wird das als förderlich beschrieben. Wenn Kinder in einem anderen Zimmer schlafen als ihre Eltern, kann dieser Gasaustausch nicht stattfinden.

8. Kein nächtliches Aufstehen, weil man sich Sorgen um das Kind macht

Die Sorge, dass mit dem Kind etwas nicht stimmen könnte, bewirkt bei vielen Eltern, dass sie nachts ihren Schlaf unterbrechen. Sie wachen während der Nacht mehrmals auf und gehen ins Kinderzimmer, um nachzusehen, ob mit ihrem Kind alles in Ordnung ist. Unter diesem Aspekt betrachtet, liegt der Vorteil des Schlafens im Zimmer der Eltern ganz klar auf der Hand. Wenn die Eltern das Kind in ihrer Nähe wissen, haben sie das Gefühl, dass sie viel früher merken, wenn etwas mit ihrem Kind nicht stimmt. Dadurch schlafen sie erheblich ruhiger, wachen nicht so häufig auf und sind am Tag ausgeruhter.

9. Kinder schlafen im Zimmer der Eltern leichter ein

Kinder, die Probleme beim Einschlafen haben, profitieren oft davon, wenn man sie im Zimmer der Eltern schlafen lässt. Eltern machen immer wieder die Erfahrung, dass sich das Schlafverhalten ihres Kindes signifikant verbessert, wenn es im gleichen Zimmer schlafen darf wie seine Eltern. Es hat sich gezeigt, dass Kinder dort grundsätzlich leichter und schneller einschlafen als in ihrem eigenen Zimmer.

Allgemeine Nachteile:

1. Tendenz, das Kind zu früh zu versorgen

Beim Schlafen im gemeinsamen Zimmer merken Eltern natürlich viel früher, wenn ihr Kind aufwacht, als wenn das Kind im eigenen Zimmer schläft. Dies kann auch ein Nachteil sein, denn Eltern neigen in solchen Fällen dazu, sich schon um ihr Kind zu kümmern, bevor es seine Eltern wirklich braucht.

Allein die Tatsache, dass das Kind wach ist, bedeutet nicht automatisch, dass es auch versorgt werden muss. Nächtliche Wachzeiten von einigen Minuten, bis hin zu ein bis zwei Stunden, sind bei Kindern durchaus normal und brauchen für Eltern kein Grund zu Sorge zu sein. Wenn Eltern in dieser Situation annehmen, dass das Kind etwas braucht, besteht die Tendenz, dass sie sich um ihr Kind kümmern, obwohl es gar nicht versorgt werden muss.

Für beide, sowohl das Kind als auch die Eltern kann das Nachteile haben. Das Kind verlernt dadurch (oder lernt schon von vornherein nicht) die Fähigkeit, von allein wieder einzuschlafen, wenn es nachts wach wird. Für die Eltern bedeutet das häufige Aufwachen eine Unterbrechung ihres Schlafes, was sich negativ auf ihre Leistungsfähigkeit während des Tages auswirken kann.

2. Die Bereitschaft, Stillen oder Fläschchen zur Beruhigung einzusetzen, steigt

Durch das Schlafen im gemeinsamen Zimmer, befindet sich das Kind räumlich meistens sehr nahe bei seiner Mutter. Dadurch ist die Versuchung groß, das Stillen als Methode zu einzusetzen, um das Kind zu beruhigen, damit es wieder einschläft. Diese Vorgehensweise funktioniert erfahrungsgemäß sehr schnell und zuverlässig. Deswegen wird sie auch nachts ganz besonders gerne gewählt, da man nicht so einen großen Aufwand betreiben möchte oder kann, wenn man sehr müde ist. Das ist auch gut nachvollziehbar. Dem Kind geht es ja auch eigentlich gut, es hat nur Schwierigkeiten damit, wieder einzuschlafen, wenn es nachts wach wird. Für die Mutter ist diese Methode ebenfalls angenehm, denn obwohl sie aus dem Schlaf gerissen worden ist, kann sie so relativ schnell wieder weiterschlafen.

Das Problem dabei ist nur, dass der Vorgang des Stillens sich bei dem Kind als Schlafassoziation festsetzen kann. Es trinkt dann nicht mehr, weil es Hunger hat, sondern saugt an der Brust, weil ihm das hilft, wieder einzuschlafen. Das kann dazu führen, dass das Kind ohne Brust gar nicht mehr einschläft und die Mutter nachts regelmäßig geweckt wird, weil ihr Kind angelegt werden möchte.

3. Sex im Ehebett nicht mehr (so gut) möglich

Sex im Ehebett, wenn das Kind im selben Raum schläft, ist für viele Paare eine unmögliche Vorstellung. Für die meisten Eltern ist das aber dennoch kein ernsthaftes Problem. Sie weichen dann einfach auf andere Räume aus.

4. Man wacht etwas häufiger auf

Eltern, die mit ihrem Kind in einem Zimmer schlafen, wachen häufiger auf, als Eltern, deren Kinder im eigenen Zimmer schlafen. Allerdings empfinden erstere das Aufwachen als weniger belastend. Der Grund, warum diese Eltern öfter aufwachen, ist vermutlich, weil sie eher bemerken, wenn sich das Kind nachts regt. Durch die räumliche Nähe nehmen sie auch leise Geräusche des Kindes wahr, die "alleinschlafende" Eltern nicht hören. So merken sie auch, wenn ihr Kind nachts wach wird, obwohl es seine Eltern nicht braucht und wachen davon auf.

Co-sleeping

Co-Sleeping ist, wie wir zuvor schon einmal kurz angesprochen haben, das Schlafen der Eltern und des Kindes in einem gemeinsamen Bett. Co-Sleeping, kurz für Communal Sleeping, bedeutet Schlafen in der

Gemeinschaft. Damit ist gemeint, dass die gesamte Gruppe an einem gemeinsamen Ort schläft.

Ursprünglich war damit eine Schlafweise gemeint, die in vielen Ländern üblich ist, wo die gesamte Familie, angefangen vom Säugling bis hin zu den Großeltern, in ein und demselben Raum schläft. Mittlerweile hat sich eine etwas andere Bedeutung für den Begriff Co-Sleeping durchgesetzt, nämlich das Schlafen der Eltern mit dem oder den Kindern in einem gemeinsamen Bett. Wahrscheinlich entstand diese Begriffsverschiebung, weil viele Eltern zwar das Baby mit im eigenen Bett schlafen lassen, aber die größeren Geschwisterkinder nicht. Streng genommen wäre das dann kein Co-Sleeping mehr, da ja nicht alle Mitglieder der Gemeinschaft in einem Raum schlafen.

Im Grunde ist die genaue Bezeichnung auch gar nicht von so großer Bedeutung. Wir halten uns bei der Definition einfach an die gängigste, nämlich dem Schlafen des Babys im Bett der Eltern.

Wir wir ja schon erwähnt haben, hat das Schlafen des Kindes im Zimmer der Eltern große Vorteile für beide, Eltern und Kind. Das Co-Sleeping hat sogar noch einige spezifische Vorteile, aber auch einige sehr gravierende Nachteile, besonders was die Sicherheit des Kindes betrifft, die unbedingt bedacht werden sollten.

Die spezifischen Vorteile des Co-Sleepings

1. Stillen im „Halbschlaf" möglich

Es gibt Aufzeichnungen darüber, wie Mütter innerhalb von wenigen Sekunden auf nächtliche Forderungen ihres Kindes reagieren und sie stillen. Mütter, die das schon eine gewisse Zeitlang machen und danach gefragt werden, wie oft und wie lange sie nachts stillen, können diese Frage oft gar nicht beantworten. Das zeigt, dass Stillen im Halbschlaf durchaus möglich ist, was natürlich den Schlaf von Mutter und Kind viel weniger stört.

2. Schneller Zugang zum Kind

Wenn man unmittelbar neben seinem Kind schläft, ist man natürlich auch sehr schnell bei ihm, wenn es etwas braucht. Das ist in allen Situationen praktisch, ganz gleich, ob es dem Kind schlecht geht, oder ob es nur Hunger hat. Dadurch entwickeln sich nicht so leicht Trennungsängste und Schlafassoziationen entstehen auch nicht so schnell.

3. Der Gasaustausch funktioniert so am besten

Der von der Wissenschaft als positiv beurteilte Mutter-Kind-Gas-Austausch klappt natürlich am besten, wenn Kind und Mutter möglichst nahe beieinander liegen.

Co-Sleeping Nachteile

1. Kinder können verletzt werden oder sterben

Der größte und gravierendste Nachteil des gemeinsamen Schlafens im Familienbett ist das Verletzungsrisiko für das Kind. Es geschieht leider viel häufiger als man gemeinhin denkt, dass Kinder, die mit den Eltern in einem Bett schlafen, aus dem Bett fallen und sich dadurch verletzen oder dabei sterben. Die Gefahr, dass Eltern sich im Schlaf aus Versehen auf das Baby rollen und das Baby dadurch erstickt oder erdrückt wird, existiert ebenfalls. Es gibt noch weitere Risiken, wie zum Beispiel, dass das Kind in eine Bettritze rutscht und erstickt oder in ein Kissen einsinkt und keine Luft mehr bekommt.

Verstärkt wird das Risiko übrigens noch, wenn die Eltern rauchen. Aber auch der Konsum von Alkohol oder Drogen birgt beim Co-Sleeping ein hohes Risiko für das Kind.

Auch sind Betten, die für Erwachsene entwickelt wurden, nicht immer für Kinder geeignet. Zum Beispiel sind die Betten von Erwachsenen viel zu weich, so dass es passieren, kann dass die Kinder keine Luft mehr bekommen, wenn sie auf den Bauch rollen. Auch die Wärmeabgabe ist nicht immer optimal und kann dazu führen, dass das Kind überhitzt.

Alle Risiken des Co-Sleepings an dieser Stelle zu nennen, würde den Umfang dieses Buches sprengen. Es gibt Bücher, die sich nur mit diesen Themen beschäftigen.

Sollten Sie das Co-Sleeping in Betracht ziehen, ist es dringend angeraten, sich weiter zu informieren. Auch ein der Besuch bei einem Arzt, der sich auf Co-Sleeping spezialisiert hat, ist dringend geraten. Er kann einschätzen, ob Eltern und Kind überhaupt für das Co-sleeping geeignet sind. Sollten Sie oder Ihr Partner zum Beispiel einen besonders tiefen Schlaf haben, sollten Sie vom Co-Sleeping absehen.

2. Nicht optimal zur Vorbeugung des plötzlichen Kindstods

Die Frage, ob das Risiko des plötzlichen Kindstodes durch das Schlafen im Familienbett steigt oder sinkt, ist umstritten. Auch Studien waren sich in diesem Punkt bisher nicht hundertprozentig einig, aber es gibt Anzeichen dafür, dass das Schlafen im eigenen Bett im Schlafzimmer der Eltern eine Maßnahme ist, mit der man das Risiko des plötzlichen Kindstodes reduzieren kann. Aktuellere Studien deuten übrigens darauf hin, dass das Co-Sleeping das Risiko des plötzlichen Kindstods erhöht.

Schlafen im eigenen Bett, aber im Zimmer der Eltern

Wie wir ja bereits zuvor dargestellt haben, hat es mehrere Vorteile, wenn Babys im Schlafzimmer der Eltern schlafen dürfen. Ein für viele Eltern ganz besonders wichtiger Pluspunkt ist, dass Kinder besser einschlafen, wenn sie mit im Zimmer der Eltern schlafen. Da es aber berechtigte Bedenken hinsichtlich der Sicherheit des Kindes gibt, was das Schlafen der Familie in einem gemeinsamen Bett betrifft, wird von wissenschaftlicher Seite eine Alternative empfohlen. Dabei schläft das Kind zwar nach wie vor im Zimmer der Eltern, aber eben nicht gemeinsam mit den Eltern im elterlichen Bett, sondern in seinem eigenen Bettchen. Für die meisten Familien wäre das auch die Schlafform, die wir empfehlen würden.

Vorteile des Schlafens im gemeinsamen Zimmer im eigenen Bett

1. Wahrscheinlich die sicherste Schlafmethode

Sowohl vor dem Hintergrund der Gefahr des plötzlichen Kindstods, als auch aus anderen sicherheitsrelevanten Gründen, ist es für Kinder am besten, wenn sie im gleichen Zimmer wie ihre Eltern schlafen, aber in einem eigenen Bett.

2. Schlafen im gemeinsamen Zimmer ohne die Nachteile des Familienbetts

Wir möchten Sie nicht damit langweilen, dass wir die Vorteile des Schlafens im Zimmer der Eltern noch einmal wiederholen. Sie finden sie im Kapitel „Schlafen im Zimmer der Eltern". Sie treffen natürlich auch zu, wenn das Kind im Zimmer der Eltern in seinem eigenen Bett schläft. Hinzu kommt, dass Risiken, die entstehen, wenn das Kind im Bett der Eltern schläft, ausgeschaltet werden. Unbeabsichtigtes Überrollen des Kindes oder andere Gefahren, die sich aus dem Co-Sleeping ergeben, braucht man nicht zu befürchten, wenn das Kind ein eigenes Bettchen hat.

Endbewertung

Wir haben Ihnen nun die drei gängigen Orte vorgestellt, an denen Kinder üblicherweise schlafen und versucht, die Vor- und Nachteile eines jeden einzelnen möglichst umfassend darzustellen.

Wir empfehlen grundsätzlich, gemeinsam mit dem Kind in einem Zimmer zu schlafen. Besonders wenn man Schlafprobleme befürchtet oder wenn sie bereits aufgetreten sind, kann das Schlafen im gemeinsamen Zimmer sinnvoll sein. Es gibt zwei Schlafweisen, die man dort praktizieren kann. Da ist zum einen die Möglichkeit mit dem Kind gemeinsamen in einem Bett zu schlafen (Co-Sleeping) oder, als Alternative, das Kind im eigenen Bett mit im Zimmer der Eltern schlafen zu lassen.

Aufgrund des für das Kind erhöhten Sicherheitsrisikos beim Co-Sleeping, empfehlen wir, das Kind in seinem eigenen Bett in einem gemeinsamen Zimmer mit den Eltern schlafen zu lassen.

Aber selbstverständlich liegt diese Entscheidung ganz bei Ihnen und wir können und möchten sie Ihnen auch nicht abnehmen. Schließlich kommt es dabei ja auch immer auf die persönliche Situation in der Familie an. Wenn Sie nicht sicher sind, welcher der beste Ort zum Schlafen für Sie und Ihr Baby ist, ist der Kinderarzt auch in solchen Fragen ein geeigneter Ansprechpartner.

Wenn Sie sich einmal für einen Ort entschieden haben, sollten Sie versuchen, dabei zu bleiben, sofern möglich. Was Sie nicht tun sollten, ist den Ort, wo Ihr Kind schlafen soll, permanent zu wechseln. Das bringt zu viel Unruhe in den Rhythmus Ihres Kindes und es kann kein entspanntes Schlafverhalten entwickeln.

Das Programm

Wie arbeite ich mit dem Programm?

Das Programm arbeitet auf zweierlei Weise. Zum einem zeigt es Ihnen die richtigen Schlafbedingungen, die ein Kind braucht. Hierbei geht es um alles, angefangen bei der richtigen Temperatur, der richtigen Kleidung, der richtigen Planung des Tages und des Abends bis hin zu den richtigen Spielen am Abend. Gute Schlafbedingungen sind wichtig für Kinder, da sie notwendig sind, um gut zu schlafen. Ein Kind, das keine guten Schlafbedingungen hat, kann nicht gut schlafen.

Das gilt nicht nur für Kinder, sondern für alle Menschen. Ein Mensch, der keine guten Schlafbedingungen hat, kann generell nicht gut schlafen. Stellen Sie sich einmal vor, Sie müssten in einem viel zu warmen Raum unter einer dicken Decke schlafen und gleichzeitig dränge von draußen auch noch lauter Straßenlärm in das Zimmer. Sie könnten so nicht gut schlafen. Sie könnten aber etwas dagegen tun. Sie könnten zum Beispiel das Fenster schließen und so den Lärm etwas dämpfen. Sie könnten die Decke zur Seite schieben, damit Ihnen nicht mehr so warm ist.

Kinder und ganz besonders Babys können so etwas natürlich nicht selber regeln und brauchen daher unsere Hilfe für gute Schlafbedingungen. Das Problem dabei ist aber, dass sich sehr schwer einzuschätzen lässt, was gute Schlafbedingungen sind.

Was ist zu laut und was ist zu warm? Was ist zu kalt? Hinzu kommen noch weitere Aspekte, die man manchmal gar nicht bedenkt.

So denkt beispielsweise niemand wirklich darüber nach, ob er das Licht anmachen soll, wenn er im Dunklen etwas sehen möchte. Man schaltet es einfach ganz automatisch an. Aber auf ein Kind kann das kurz angemachte Licht störend wirken, wenn es in den nächsten Minuten schlafen soll oder schlafen will, weil es müde ist. Falsche Aktivitäten zur falschen Zeit sind ein weiterer Punkt, den man berücksichtigen sollte.

Ein Teil unseres Programms beschäftigt sich genau mit diesen Problemen. Dabei geht es darum, die Schlafbedingungen für das Kind zu schaffen, die für das Kind am besten sind. Nur so kann man sicherstellen, dass etwaige nächtliche Aufwachprobleme des Kindes nicht durch äußere Umstände verursacht werden. Außerdem sind gute Schlafbedingungen eine Unterstützung bei der Behandlung von Schlafproblemen wie zum Beispiel Schlafassoziationen.

Der zweite Teil des Programms befasst sich mit dem richtigen Verhalten. Hierbei geht es darum, sich so zu verhalten, dass das Kind automatisch lernt, selbständig einzuschlafen. Oft steht dieses Verhalten im Kontrast zum bisherigen Verhalten der Eltern. So stillen viele Mütter das Kind in den Schlaf oder wiegen es in den Schlaf, weil ihr Kind sonst nicht wieder einschlafen kann. Manche Eltern machen sogar nächtliche Autofahrten damit ihr Kind schläft. Zwar führen diese Vorgehensweisen dazu, dass das Kind dabei einschläft, aber leider meistens auch dazu, dass es nicht lernt, selbständig einzuschlafen.

Aber darüber haben Sie ja schon im Theorieteil des Buches gelesen. Um es auf den Punkt zu bringen, das Programm erklärt, wie Eltern sich verhalten sollten, damit ihr Kind lernt, selbständig einzuschlafen. Außerdem zeigt es auch Vorgehensweisen, die helfen, eine einmal falsch gelernte Verhaltensweise abzulegen. Zum Beispiel wie man vorgehen sollte, wenn das Kind daran gewöhnt ist, nachts zu schreien, obwohl ihmeigentlich nichts fehlt.

Wie soll ich mit dem Programm arbeiten?

Das Programm soll Ihnen einen umfangreichen Überblick über all die Voraussetzungen geben, die für einen guten Schlaf wichtig sind.

Beim Lesen sollten Sie darauf achten, ob Sie etwas anders machen und überlegen, ob das eine Ursache für den schlechten Schlaf Ihres Kindes sein könnte. Danach sollten Sie diese Probleme mit dem Arzt Ihrer Wahl besprechen.

Wichtig: Sie sollten nicht selbständig am Schlafverhalten Ihres Kindes herumexperimentieren, sondern immer einen spezialisierten Arzt fragen, bevor Sie Eingriffe in das Schlafverhalten Ihres Kindes unternehmen. Unser Buch kann Ihnen nur Anregungen und Informationen geben, aber nur eine Fachperson, die ernsthaft einschätzen kann, ob und wann welcher Tipp sinnvoll ist, sollte entscheiden, ob Sie Änderungen vornehmen.

1. Welche Ziele hat das Programm?

Hauptziele sind:

1. Regelmäßige Schlafenszeiten, damit der Körper sich drauf einstellt.

2. Ordentlicher Tag-/Nachtrhythmus mit beständigen Zeiten.

3. Gute Schlafbedingungen schaffen.

3. Kein falsches Verhalten antrainieren.

4. Falsches Verhalten, das schon entstanden ist, wieder abtrainieren.

Punkt 1: Ärztliche Untersuchung

Wenn Kinder Probleme mit den Schlafen haben, sollte der erste Schritt immer der Weg zum Arzt sein, denn das Kind sollte zunächst einmal gründlich untersucht werden. Schlafprobleme können medizinische Ursachen haben. Ebenso können schwere Schlafprobleme zu medizinischen Problemen führen. Aus beiden Gründen ist eine ärztliche Untersuchung erforderlich.

Oberste Priorität bei der ärztlichen Untersuchung ist herauszufinden, ob es medizinische oder psychologische Gründe gibt. Diese erfordern dann natürlich eine fachärztliche Behandlung.

Des weiteren muss festgestellt werden, ob das Schlafproblem des Kindes so schwerwiegend ist, dass es zu Problemen in seiner Entwicklung kommen kann. Aber zu Ihrer Beruhigung, so etwas ist überaus selten und kommt normalerweise nur bei wirklich extremen Schlafproblemen vor.

Ist dies der Fall ist, muss selbstverständlich professionelle Hilfe in Anspruch genommen werden. Meistens haben die Schlafprobleme des Kindes dann einen medizinischen Grund und werden normalerweise nicht durch leichte Handlungsfehler oder eine ungünstige Schlafumgebung verursacht.

Üblicherweise wird die ärztliche Untersuchung bei einem Kinderarzt durchgeführt. Sollte dieser eventuell einen Grund zur Beunruhigung feststellen, wird er Sie normalerweise an einen Spezialisten oder ein auf Kinder spezialisiertes Schlaflabor überweisen. Manche Schlaflabore bieten auch allgemeine Sprechstunden an. Das ist natürlich ein erstklassiges Angebot für besorgte Eltern, einmal mit einer Fachkraft über die Schlafgewohnheiten des Kindes zu sprechen.

Punkt 2: Schlafprotokoll

Schlafprotokolle sind unbeliebt, denn die meisten Eltern möchten sofort anfangen, das Problem mit dem Schlafen anzugehen. Trotzdem sollte man sich die Mühle machen. Auch wenn man sich eigentlich über das Schlafverhalten seines Kindes gut informiert fühlt, gibt es gelegentlich doch die eine oder andere Sache, die einem bisher nicht aufgefallen ist. Nur wenn Sie das nächtliche Verhalten, sowohl während des Schlafes aber auch während eventueller nächtlicher Wachzeiten, Ihres Kindes gut kennen, lässt sich feststellen, ob etwas falsch läuft und wenn ja, was es ist. Zur Erstellung des Schlafprotokolls empfehlen wir das Formular am Ende des Buches.

So geht's

Damit Sie möglichst viele Informationen über Ihr Kind bekommen, sollten Sie in das Schlafprotokoll nicht nur eintragen, wann das Kind schläft, sondern auch wann es Anzeichen von Müdigkeit oder eventueller Übermüdung zeigt. Wichtig ist auch, Ereignisse von größerer Bedeutung, die sich um die Schlafenszeit herum abspielen, einzutragen. Ein klassisches Beispiel hierfür sind Familien, bei denen ein Elternteil berufstätig ist und der andere zuhause beim Kind bleibt. Oft kommt der berufstätige Elternteil erst abends nach Hause, wenn das Kind bereits erste Anzeichen von Müdigkeit zeigt. Weil er sein Kind den ganzen Tag über nicht gesehen hat, spielt der nach Hause gekommene Elternteil vor dem Zu-Bett-Gehen des Kindes noch ein wenig ihm. Das kann dazu führen, dass das Kind wieder wach gemacht wird.

Beginnen Sie mit der Erstellung des Schlafprotokolls möglichst an einem ganz durchschnittlichen Tag. Das ist deshalb von so großer Bedeutung, da Informationen aus Schlafprotokollen, die an außergewöhnlichen Tagen erstellt werden, keine Aussagekraft über das generelle Schlafverhalten des Kindes haben. So schläft zum Beispiel ein Kind, das krank ist, anders als an gesunden Tagen. Auch außergewöhnliche Ereignisse, wie die Geburtstagsparty des Geschwisterkindes, können den Schlaf beeinflussen. Das Kind ist dann vielleicht stärker als sonst aufgeregt und schläft später ein. Daher sollten Sie möglichst normale Tage für die Aufzeichnung Ihres Schlafprotokolls wählen.

Was ist das Ziel eines Schlafprotokolls

Ein Schlafprotokoll soll Auskunft darüber geben, wie die aktuelle Situation ist und wo eventuelle Probleme liegen könnten. Außerdem kann man damit Rückschlüsse auf die Ursache der Probleme ziehen.

Meistens kann man schon anhand des Schlafprotokolls feststellen, wo die Schwierigkeiten des Kindes liegen und wie sie gestaltet sind. Vielen wird erst mit Hilfe eines Schlafprotokolls klar, wie die Zusammenhänge zwischen dem Schlaf des Kindes und den äußeren Umständen sind, wenn sie die Vorgänge einmal aufgeschrieben vor Augen sehen.

Ein gar nicht so seltenes, aber dennoch überraschendes Ergebnis vieler Schlafprotokolle ist, dass die betroffenen Kinder gar keine Schlafprobleme haben. Die betroffenen Eltern sind dann natürlich sehr erleichtert, wenn sie mit Hilfe eines Schlafprotokolls feststellen, dass die Sorgen, die sie sich um den Schlaf ihres Kindes gemacht haben, gänzlich unbegründet waren und es sich nur um ein temporäres Problem, wie zum Beispiel das Zahnen, gehandelt hat, das sich von alleine wieder legen wird. Ein anderes Beispiel ist das Stillen. Durch ein Schlafprotokoll kann man feststellen, ob die Häufigkeit des nächtlichen Stillens im normalen Rahmen liegt.

Worauf Sie bei der Nachbearbeitung des Schlafprotokolls achten sollten

Es gibt einige Punkte, die in vielen Schlafprotokollen immer wieder erscheinen. Wir haben nachfolgend eine Liste mit häufigen Problemen zusammengestellt. An diesen Beispielen kann man sich orientieren, damit man eine Vorstellung davon bekommt, wie man ein Schlafprotokoll führen sollte.

Was man bei der Erstellung des Schlafprotokolls immer im Hinterkopf behalten sollte, ist, dass Störungen, die vor dem Einschlafen auftreten, nicht nur zu Problemen bei Einschlafen führen, sondern auch das Durchschlafen behindern können. Sicherlich kennen Sie das aus eigener Erfahrung: Wenn Sie unruhig oder aufgeregt sind, können Sie unter Umständen die ganze Nacht nur schlecht durchschlafen und wachen immer wieder auf. Bei vielen Menschen ist das zum Beispiel der Fall, wenn sie am Vortag einen sehr anstrengenden oder aufregenden Tag erlebt haben.

1. Das Kind wird müde, danach eine Störung

Viele Schlafprotokolle decken bei der Auswertung ein sehr häufiges Problem auf. Das Kind zeigt abends die ersten Anzeichen von Müdigkeit, aber sein Umfeld ist noch nicht darauf eingestellt. Oft ereignet sich gerade zu diesem Zeitpunkt etwas, das das Kind wieder wach macht. Dies kann das gemeinsame Essen mit der Familie sein, bei dem in einem hell erleuchteten Raum alle Familienmitglieder zusammen kommen oder aber das Bad vor dem Schlafengehen, das in einem Raum bei hellem Licht stattfindet.

Tritt bei der Auswertung des Protokolls zu Tage, dass das Schlafproblem des Kindes durch einen derartigen Umstand verursacht wird, ist das Problem natürlich schnell behoben. Man sollte dann darauf achten, das Kind abends keinen hellen Lichtquellen auszusetzen, denn manchmal reichen schon wenige Minuten heller Beleuchtung aus, um Schlafprobleme zu erzeugen. Andere Problemfaktoren sind Lärm, allgemeine Unruhe in der Umgebung des Kindes oder Hektik.

2. Das Kind wird müde, danach Aktivitäten

Dieses Problem ähnelt dem zuvor genannten, doch in diesem Fall geht es nicht so sehr um eine allgemeine Unruhe in der Umgebung des Kindes, sondern um konkrete Aktivitäten, die mit dem Kind unternommen werden. Ein klassisches Beispiel hierfür ist, wenn Geschwister oder Eltern mit dem Kind spielen, wenn es bereits müde ist. Aber auch andere Formen der Beschäftigung können das Kind stören und verhindern, dass es gut einschlafen oder durchschlafen kann. Daher sollte man alles, was sich ereignet, wenn das Kind bereits müde ist, in das Protokoll eintragen.

3. Nickerchen kurz vor der eigentlichen Schlafenszeit

Ein weiteres, häufig erst durch ein Schlafprotokoll zu Tage tretendes Problem ist, wenn Kinder nur kurz vor ihrer eigentlichen Schlafenszeit noch ein Nickerchen halten. Es gibt Fälle, bei denen die eigentliche

Bettzeit nur 45 Minuten nach dem letzten Nickerchen eingeplant ist. Sollte anhand des Schlafprotokolls auffallen, dass die Abstände zwischen einem Nickerchen und der eigentlichen Bettzeit zu klein sind, sollte entweder das Nickerchen früher stattfinden oder die Bettzeit nach hinten verschoben werden, unter Umständen sogar beides.

4. Das Kind wird nachts zu leicht hungrig

Kinder die nicht kurz vor dem zu Bettgehen gefüttert werden, aber in der Nacht ebenfalls Nahrung benötigen, wachen natürlich relativ schnell wieder auf. Ein möglichst spätes Füttern ist hier wünschenswert.

Manche Kinder werden nicht kurz vor dem Zu-Bett-Gehen gefüttert. Häufig wachen diese Kinder nachts relativ schnell wieder auf, weil sie Nahrung brauchen. Eine Möglichkeit der Abhilfe ist, das Kind möglichst spät zu füttern.

5. Das Kind trinkt nachts viel mehr als es braucht

Sollten Sie den Eindruck haben, dass Ihr Kind nachts unnatürlich viel trinken möchte, sollten Sie auch das im Schlafprotokoll festhalten. Es besteht nämlich die Möglichkeit, dass Ihr Kind einfach nur daran gewöhnt ist, nachts viel zu trinken, ohne dass es hungrig ist. Diese Kinder haben meistens das Einschlafen mit dem Trinken verknüpft und können ohne zu trinken nicht wieder einschlafen, wenn sie nachts aufwachen. Kinder, die nur einschlafen können, wenn sie trinken, nehmen nachts häufig sehr viel Flüssigkeit zu sich und scheiden auch dementsprechend viel aus. Eltern müssen dann nachts oft aufstehen und dem Kind zu trinken geben und seine Windeln wechseln.

Gegen dieses nächtliche Trinken, ohne dass das Kind hungrig ist, kann man etwas unternehmen. In unserem Programm beschreiben wir, wie man seinem Kind beibringen kann, ohne Hilfe der Eltern wieder einzuschlafen. Außerdem sollten bei gestillten Kindern die Trinkzeit, bei Flaschenkindern die Menge pro Flasche, reduziert werden. Man sollte aber immer darauf achten, dass das Kind genug Flüssigkeit bekommt und man nicht aus Versehen abstillt.

6. Routinen und Bettzeiten werden nicht eingehalten

Besonders am Wochenende werden tägliche Routinen und Bettzeiten nicht mehr eingehalten. Abläufe, die mühsam während der Woche eingeführt wurden, werden am Wochenende nicht selten völlig über den Haufen geworfen. Das Kind darf dann zum Beispiel eine Stunde später als üblich schlafen gehen oder der Mittagsschlaf wird ausgelassen, weil man etwas unternehmen möchte.

Sollten sich in Ihrer Familie die Abläufe am Wochenende von denen während der Woche unterscheiden, sollten Sie bedenken, dass es für Erwachsene relativ einfach ist, mit solchen Schwankungen umzugehen. Für Kinder kann das aber sehr anstrengend sein und zu Schlafproblemen führen.

Halten Sie solche Vorkommnisse ebenfalls in Ihrem Schlafprotokoll fest, damit Sie möglichst genau feststellen können, was zu den Schlafstörungen bei Ihrem Kind führt.

Punkt 3: Beste Ein- und Durchschlafbedingungen schaffen, die möglich sind

Sehr viele Menschen wissen nicht, was wirklich gute Schlafbedingungen sind und wie stark sich schlechte Schlafbedingungen auf den Schlaf auswirken. Die meisten folgen hier einfach ihrem Gefühl oder ihrer Erfahrung und häufig klappt das auch ganz gut. Oft aber auch nicht. Schlechte Schlafbedingungen sind ein weit verbreiteter Grund für Schlafstörungen bei Erwachsenen und auch bei Kindern haben sie natürlich negative Auswirkungen.

Warum sind gute Schlafbedingungen für das Durchschlafen so wichtig?

Die richtigen Schlafbedingungen sind äußerst wichtig für einen guten und entspannten Schlaf. Wenn Kinder nachts nicht gut schlafen, dann wirkt sich das auf ihren gesamten Tag aus. Wenn ein Kind unter schlechten Bedingungen schläft, bedeutet das nicht immer automatisch, dass das Kind gar nicht schläft, sondern es kann auch zur Folge haben, dass es qualitativ schlechter schläft.

Außerdem, und für das Thema dieses Buches besonders wichtig, führen schlechte Schlafbedingungen dazu, dass das Kind sich nicht wohl fühlt. Ein Kind, dem es zum Beispiel zu warm ist, schwitzt und fühlt sich deswegen möglicherweise unwohl. Als Resultat beginnt es nach seinen Eltern zu weinen oder zu schreien, was nicht nur verhindert, dass das Kind schlafen kann, sondern den Schlaf der gesamten Familie stört.

Ein Erwachsener, der nachts aufwacht, weil ihm zu warm ist, kann sich selbst helfen und etwas von seiner Kleidung ablegen, eine dünnere Decke nehmen oder die Heizung herunter regulieren.

Ein Kind ist in einem solchen Fall absolut auf seine Eltern angewiesen. Es kann sich weder selbst etwas ausziehen noch kann es seine Decke wechseln. Was kann es also tun? Es bleibt ihm nur, nach Hilfe zu rufen. Wenn es schreit, kommt jemand und holt es unter der warmen Decke hervor und wiegt es auf den Armen. Das Kind merkt, wie es ihm dadurch besser geht. Ihm ist nicht mehr so warm und es bekommt liebevolle Zuwendung. Dadurch beruhigt es sich wieder. Wenn das Kind wieder eingeschlafen ist, legten die Mutter oder der Vater das Kleine wieder in sein Bettchen unter die viel zu warme Decke. Nach einer kurzen tiefen Schlafphase wacht das Baby wegen der viel zu warmen Decke wieder auf und fängt erneut an zu schreien.

Es ist also sehr gut möglich, dass Kinder, die nachts wach werden und schreien, sich einfach nur nicht wohl fühlen, weil ihre Schlafbedingungen nicht gut sind. Aber auch Kinder, die sich nicht unwohl fühlen und trotzdem nachts schreien, brauchen gute Schlafbedingungen. Die Gründe dafür sind zum einen, dass Kindern das Schlafen viel leichter fällt, wenn sie gute Bedingungen haben. Ihnen fällt es dann wesentlich leichter, sich umzugewöhnen und nachts nicht mehr zu schreien. Zum anderen bekommen sie durch die richtigen Schlafbedingungen klare Tag-/Nachtsignale, die für einen gesunden Schlaf von größter Wichtigkeit sind.

Dunkel, so dunkel wie es geht

Dunkelheit ist ein essentieller Faktor für guten Schlaf. Damit ein Kind gut schlafen kann, sollte der Raum in dem es schläft, so dunkel sein, wie nur irgendwie möglich. Dazu muss man wissen, dass dunkel nicht gleich dunkel ist, sondern Dunkelheit in verschiedenen Abstufungen existiert. Ein Beispiel hierfür ist eine Glühbirne. Obwohl Glühbirnen nicht einmal annähernd die gleiche Beleuchtungsstärke haben wie die Sonne bzw. die Beleuchtungsstärke einer Glühbirne um ein Vielfaches schwächer ist, ist es natürlich nicht dunkel, wenn eine Glühbirne brennt.

Was wir damit sagen möchten ist, dass selbst schwächere Lichtquellen nicht unterschätzt werden sollten. Auch eine Straßenlaterne kann immer noch so viel Licht in einen Raum abgeben, dass der Schlaf dadurch gestört wird. Man sollte also darauf achten, während des Schlafens jede Lichtquelle abzuschalten und möglichst verhindern, dass Licht von außen in das Zimmer dringt.

Wie Sie sich möglicherweise noch erinnern, ist Dunkelheit ein Zeitgeber für den Tag-/Nachtrhythmus unseres Körpers.

Es sollte leicht kühl im Raum sein

Die Wissenschaft weiß heute, dass Menschen in kühleren Räumen besser schlafen, als in zu warmen. Das gilt natürlich auch für Kinder. Viele Eltern schlafen zwar selber gerne in einem kühlen Zimmer, lassen ihre Kinder aber in zu warmen Räumen schlafen, da sie befürchten, dass ihr Kind nachts frieren und sich erkälten könnte. Natürlich sollen Kinder nachts nicht frieren, aber meistens ist die Temperatur dann genau angemessen, wenn sie etwas kälter ist, als man es für richtig hält. Empfohlen wird eine Temperatur von etwa 16 – 18 Grad, was aber im Sommer aufgrund der höheren Außentemperaturen nicht immer erreichbar ist. Eine Faustregel kann helfen, die richtige Zimmertemperatur zu ermitteln. Wenn man selbst die Raumtemperatur angenehm zum Schlafen empfindet, dann sollte sie für das Kind auch richtig sein.

Aber Achtung! Nicht nur die Raumtemperatur ist ausschlaggebend dafür, wie gut ein Kind schläft, sondern auch, wie warm es gekleidet ist. Häufig ist zwar die Temperatur des Schlafzimmers für das Kind richtig, aber die Eltern haben die Sorge, dass ihr Kind es nicht warm genug hat und ziehen es dafür um so dicker an. Die Gefahr, dass das Kind nicht gut schlafen kann, weil ihm zu warm ist, besteht natürlich in einem solchen Fall gleichermaßen.

Was ist ein definitives Anzeichen dafür, dass es zu warm für das Kind ist?

Viele Kinder schwitzen nachts oder wachen nach dem Mittags- oder Nachtschlaf völlig verschwitzt auf. Das sind meistens deutliche Anzeichen dafür, dass dem Kind zu warm war. Sollte dies bei Ihrem Kind der Fall sein, sollten Sie den Raum besser belüften oder das Kind weniger dick anziehen, unter Umständen sogar beides. Falls Ihr Kind mit aufgedrehter Heizung schläft, empfiehlt es sich, diese herunterzuregeln.

Aber Achtung: Kinder schwitzen auch aus anderen Gründen, zum Beispiel wenn sie krank sind.

Warum ist die Temperatur so wichtig?

Ein Grund für die richtige Temperatur ist natürlich, dass es unangenehm ist, in einem Zimmer zu schlafen, das zu warm ist oder wenn man beim Schlafen zu warm gekleidet ist. Viele Erwachsene kennen das aus eigener Erfahrung, wenn sie einmal in einem zu stark beheizten Raum geschlafen haben. Man schwitzt und schläft schlecht.

Ein weiterer Grund, der vielen nicht bekannt ist, ist dass die Körpertemperatur beim nächtlichen Schlafen absinkt. Das ist ganz normal und bei jedem Menschen so. Hält man die Temperatur des Körpers beim Schlafen künstlich hoch, beispielsweise durch zu warme Kleidung, ist das schädlich für einen guten Schlaf.

Außerdem ist die Temperatur ein natürlicher Zeitgeber für den Tag-/Nachtrhythmus. Signale, die konträr zum Rhythmus des Schlafenden empfangen werden, also wenn es nachts plötzlich warm statt kalt ist, können für die innere Uhr des Menschen problematisch sein.

Kein Licht mindestens eine halbe Stunde vor dem Schlafen

Damit der Körper des Kindes, und übrigens auch der von Erwachsenen, sich auf die Schlafenszeit einstellen kann, braucht er Dunkelheit. Die Dunkelheit ist, wie wir ja wissen, ein Signal, das dem Körper vermittelt, dass nun die stille oder auch ruhige Phase des Tages begonnen hat. Wir empfehlen daher, das Kind mindestens ein halbe Stunde vor dem Schlafengehen keinen hellen Lichtquellen mehr auszusetzen. Das ist nicht nur wichtig für die inneren biologischen Vorgänge im Körper Ihres Kindes sondern auch für seine mentale Erwartungshaltung. So fällt es dem Kind leichter, langsam in Bettzeitstimmung zu kommen.

Für viele Menschen ist es überraschend zu erfahren, dass Dunkelheit gar kein Licht bedeutet. Schon kurze Aufenthalte im hell erleuchteten Badezimmer können ausreichen, um die Bettschwere des Kindes wieder zu vertreiben. Möchte man das Kind vor dem Schlafen noch einmal wickeln, sollte man das am besten schon eine halbe Stunde vorher tun. Bei größeren Kindern sollte auch das Zähneputzen oder das abendliche Bad mindestens eine halbe Stunde vor dem Schlafengehen stattfinden.

Das Herunterregeln des Lichts darf auch schon bis zu einer Stunde vor dem Schlafengehen geschehen und ist sogar empfehlenswert. Weniger als 30 Minuten sollten es nicht sein, denn das ist das absolute Minimum, das der Körper braucht und das man deswegen einhalten sollte.

Für das „Einpendeln" der inneren Uhr Ihres Kindes ist das Vermeiden von Licht kurz vor dem Schlafengehen und während der Nacht bis hin zum Morgengrauen von größter Bedeutung. Auf diese Weise bekommt es die Signale, die es braucht, um sich an den Schlafrhythmus seiner Familie anzupassen.

Keine Aktivitäten vor dem Schlafengehen

Ähnlich wie das Vermeiden von Licht kurz vor dem Schlafengehen, sollten auch jegliche Aktivitäten mindestens ein halbe Stunde vor dem Schlafen eingestellt werden. Besser sogar noch eine Stunde vorher. Auch diese Maßnahme hilft dem Körper des Kindes, innerlich zur Ruhe zu kommen und sich auf den Schlaf einzustellen. Der Körper braucht diese Zeit, um sich auf den Schlaf vorzubereiten.

Wie Sie sich vielleicht noch erinnern, sind soziale Aktivitäten, beispielsweise das Spielen mit dem Kind, sogar noch ein stärkerer Zeitgeber für die innere Uhr als das Licht oder die Temperatur. Deswegen ist gerade das Einstellen von Aktivitäten mindestens ein halbe Stunde vor dem Schlafengehen von so großer Bedeutung.

An dieser Stelle möchten wir auch gerne auf eines der größten Probleme mit vielen der häufig empfohlenen Einschlafritualen eingehen. Einige Unternehmen verkaufen Babymassageöle oder Badezusätze, die das Einschlafen fördern sollen. Viele Mütter oder Väter integrieren diese Hilfsmittel in das abendliche Einschlafritual. Sie unterliegen dabei dem Irrtum, dass warme Bäder oder Massagen schlaffördernd wirken. Es ist zwar richtig, dass viele Erwachsene Bäder und Massagen als entspannend empfinden, aber den Schlaf fördern sie normalerweise nicht. Ganz im Gegenteil, sie haben sogar eine anregende Wirkung.

Daher sollte man Massagen, Einölen oder Bäder unmittelbar vor dem Schlafengehen vermeiden. In Kombination mit einer hellen Beleuchtung wirken sie sogar noch „schlaffeindlicher". Auch hier gilt wieder die Regel, mindestens eine halbe Stunde Abstand zwischen der Aktivität und dem Zu-Bett-Gehen.

Sinneswahrnehmung minimieren

Damit Kinder gut schlafen können sollten sie während des Schlafs so wenigen Sinnesreizen wie nur möglich ausgesetzt sein. Das gilt sowohl für das abendliche Einschlafen als auch für den Nachtschlaf. Geräusche oder andere äußere Reize können so störend sein, dass sie das Einschlafen oder Durchschlafen behindern. Jeder, der schon einmal unter zu lauten Nachbarn gelitten hat, kann ein Lied davon singen.

Nicht immer ist es aber so, dass äußere Reize zwingend dazu führen, dass man davon aufwacht. Sie können auch „nur" so weit stören, dass der Schlaf sehr unruhig ist. Dann ist die Schlafqualität schlecht. Das festzustellen ist für Eltern nicht immer ganz einfach. Häufig sind Kinder, die darunter leiden, tagsüber müde obwohl sie vermeintlich nachts gut schlafen.

Was sind Sinneswahrnehmungen?

Sinneswahrnehmungen werden mittlerweile nur noch Wahrnehmungen genannt. Es handelt sich dabei um das Empfinden von Sinneseindrücken aus Reizen aus der Umwelt. Man kann also sagen, dass jeder äußere Reiz, der von uns gefühlt oder bemerkt wird, eine Sinneswahrnehmung ist.

Menschen nehmen Reize über unterschiedliche Sinne wahr. Dazu gehören das Hören, Sehen oder Schmecken, aber auch andere Sinne geben Informationen aus der Umwelt an unsere sensorischen Zentren weiter. Der Gleichgewichtssinn zum Beispiel gibt ebenfalls Wahrnehmungen an den Körper weiter.

Warum Umweltreize minimieren?

Kinder, und ganz besonders Babys, haben meistens größere Schwierigkeiten, sich von äußeren Reizen abzuschirmen als Erwachsene. Deswegen sollte man bei Kindern verstärkt darauf achten, dass sie während des Schlafens so wenig Außenreizen wie nur möglich ausgesetzt sind.

Auch aus diesem Grund kein Licht

Wir haben ja in einem der vorhergehenden Abschnitte schon erwähnt, dass das Schlafzimmer des Kindes so dunkel wie nur möglich sein sollte. Wir möchten es aber hier noch einmal kurz ansprechen, da die Wahrnehmung von Licht auch bei geschlossenen Augenlidern nicht völlig eingestellt werden kann. Mit anderen Worten, selbst wenn die Augen zu sind, nimmt man Licht immer noch wahr. Das Licht stört dann nicht nur den Tag-/Nachtzyklus, sondern auch den Schlaf im Allgemeinen.

Morgens wiederum ist Licht durchaus förderlich, um das Aufwachen zu erleichtern.

Kein Lärm / keine Musik während des Schlafs und nur selten beim Einschlafen

Für die meisten Eltern ist es ganz selbstverständlich, dass zum Einschlafen bzw. während des Schlafens kein Lärm herrschen oder Musik gespielt werden sollte. Aus diesem Grund versuchen sie, Geräusche im Zimmer ihres Kindes während der Nacht nach Möglichkeit zu reduzieren. Viele sind sich jedoch nicht im Klaren darüber, wie laut es in vielen Kinderzimmern auch dann häufig trotzdem noch ist.

Mit Hilfe eines Dezibelmessgeräts lässt sich das sehr schnell feststellen. Die Höhe des Lärmpegels im Zimmer des Kindes beeinflusst auch, wie gut es schläft. Manche Eltern werden überrascht sein, wie viel Lärm es im Kinderzimmer noch gibt, obwohl sie glauben, es sei dort leise.

In der nachfolgenden Tabelle haben wir einmal einige Beispielwerte für Sie zusammengestellt, damit Sie ungefähr einschätzen können, ab welch geringer Dezibelstärke Geräusche bereits als zu laut gelten, obwohl man sie selbst gar nicht als störend wahrnimmt.

Situation	Typische Dezibellwerte in dB(A)
Höhrschwelle	0
Blätterrauschen in der Ferne	10
Radiostudio im Ruhezustand	20
Flüstern	30
Ab hier wird die Konzentration gestört	**40 DB**
Typischer Lärm in einer normalen Wohnung	50
Fernseher in Zimmerlautstärke (so leise, dass man ihn nicht in einem anderen Raum wahrnehmen kann)	55
Risiko für Herzkreislauferkrankungen bei regelmäßiger Beschallung (z.B. stressbedingt)	**65**

Durch Dezibelmessungen treten oft erstaunliche hohe Lärmwerte in den Zimmern, in denen Kinder schlafen, zu Tage, die die Eltern gar nicht als zu laut eingeschätzt haben. Man sollte sich daher nicht nur auf die eigene Wahrnehmung verlassen, um die Lautstärke im Zimmer seines Kindes zu beurteilen. Der Grund dafür ist, dass man sich leicht an Lärm gewöhnt. Geräusche, die zu laut sind, aber durchgehend vorhanden sind, werden vom Menschen nach und nach als Normalzustand angenommen und von der Wahrnehmung „ausgeblendet". Das Heimtückische daran ist aber, dass der Lärm den Körper trotzdem belastet und auch beim Schlafen stört. Diese Tatsache spiegelt sich auch darin wieder, dass Menschen, die regelmäßig Lärm ausgesetzt sind, sogar wenn dieser nur niedrige Dezibelzahlen aufweist, häufiger an bestimmten Krankheiten leiden als andere.

Versuchen Sie also nach Möglichkeit, das Schlafzimmer Ihres Kindes so ruhig zu halten wie es nur geht. Als akzeptabler Dezibelwert gilt die Zahl 30. Die meisten von uns können mit dieser Zahl wahrscheinlich nur wenig anfangen, daher möchten wir Ihnen einige Beispiele zur Orientierung geben.

1. Lärmquellen aus der häuslichen Umgebung

Sehr häufig sind die Quellen für Lärm im Kinderzimmer hausgemacht. Es handelt sich dabei meistens um die ganz normalen Lebensgeräusche der Familie. Natürlich soll es bei der Vermeidung von Lärm für das Kind nun nicht zum Konkurrenzkampf zwischen den einzelnen Familienmitgliedern kommen. Nach dem Motto „Du darfst jetzt abends nicht mehr fernsehen, denn im Nebenraum schläft dein Geschwisterchen!" Die bessere Alternative ist, das Zimmer, in dem das Kleine schläft, gut zu isolieren. Das muss auch nicht unbedingt sehr teuer sein. Die größten Schwachstellen sind nämlich häufig die Tür oder das Fenster. Eine professionelle „Hightech"-Isolierung für Innenräume kostet sehr viel Geld. Oft bringen aber schon einfache Heimwerker-Lösungen aus dem Baumarkt große Verbesserungen und sollten, wenn möglich, vorgenommen werden.

Man sollte außerdem prüfen, ob man bestimmte Aktivitäten, die Lärm verursachen, nicht vielleicht auch zu einer anderen Tageszeit durchführen kann, wenn das Kind nicht gerade schläft.

Abschlusstipp: Sollte ein Familienmitglied gerne allein fernsehen oder Musik hören, dann kann es dafür auch Kopfhörer verwenden. Dann werden andere Familienmitglieder, die schon schlafen möchten oder müssen, nicht gestört.

2. Lärmquellen, auf die man keinen oder wenig Einfluss hat

Lärmquellen, die man nicht beeinflussen kann, sind ein Problem. Was soll man zum Beispiel tun, wenn man an einer stark befahrenen lauten Straße wohnt. Oder wenn der Nachbar jeden Abend seine Pianoübungen macht.

Oder ein Nachbarhund die halbe Nacht durchbellt. Manchmal kann man sich mit seinen Nachbarn in einem netten Gespräch und der Bitte um etwas Rücksichtnahme recht gut einigen. Es gibt aber auch Zeitgenossen, die die Geräusche, die sie selbst verursachen, nicht als schlimm beurteilen. Im Endeffekt kann man sich in einem solchen Fall auf den Kopf stellen, man wird nichts an der Geräuschkulisse ändern können.

Straßenlärm ist natürlich eine Lärmquelle, gegen die man als Einzelner nicht viel tun kann. Man könnte gegen die Stadt klagen, aber das ist teuer und dauert lange. Außerdem ist ungewiss, ob man Erfolg damit haben wird.

Wir möchten nicht, dass Sie uns an dieser Stelle falsch verstehen. Wir vertreten nicht die Ansicht, dass man jedwede Form von Lärm durch Nachbarn oder andere Menschen hinnehmen muss, sondern möchten nur darauf hinweisen, dass es oft sehr viel Kraft, Zeit und Geld kostet, wenn man gegen die Lärmbelästigung durch andere vorgehen möchte. Außerdem weiß man nie, ob man damit letztendlich erfolgreich ist.

Manchmal ist es leichter, dem Problem einfach auszuweichen. Gibt es vielleicht ein ruhigeres Zimmer in der Wohnung oder dem Haus? Vielleicht bietet sich auch die Möglichkeit umzuziehen? Oder kann man vielleicht die Isolierung des Raumes verbessern?

Wenn man keine Möglichkeit hat, an der Situation oder der Lärmdämmung etwas zu verändern, kann man es noch mit einem sogenannten „White Noise" versuchen. Wir werden darauf später noch ausführlicher eingehen.

Gerüche möglichst minimieren

Der Geruchssinn ist eine Wahrnehmung, die bereits bei der Geburt des Kindes vollständig ausgereift ist. Kinder können daher von Anfang an alle Gerüche genauso wahrnehmen wie es die Erwachsenen können.

Leider sind Gerüche die am häufigsten unterschätze Sinneswahrnehmung. Gerüche sind überall und haben unterschiedliche Intensitäten. Es gibt natürliche Gerüche, wie der Eigengeruch des menschlichen Körpers oder der Duft einer Zitrusfrucht, aber es werden auch verstärkt künstliche Gerüche erzeugt und verwendet. Parfüms werden mittlerweile fast überall eingesetzt, sowohl zur Überlagerung von Körpergerüchen, als auch in Waschmitteln. Sogar Autos, Kinos oder Einkaufszentren werden beduftet, um die Stimmung der Konsumenten zu beeinflussen. In Discotheken oder Flugzeugen gibt es mittlerweile fest installierte „Beduftungsmaschinen".

Genauso wie Gerüche die Kauflaune der Konsumenten im Geschäft positiv beeinflussen können, können Düfte die Stimmung von Kindern beeinflussen. Man sollte daher möglichst auf Düfte im Kinderzimmer verzichten, da sie nicht nur stimmungsverändernd wirken können, sondern möglicherweise auch stören.

Grundsätzlich sollte man beim Thema Düfte zwei Aspekte im Hinterkopf behalten:

1. Waschmittel und Weichspüler
   Viele Waschmittel und Weichspüler sind sehr stark mit Parfüm versetzt. Dadurch riecht die Wäsche sehr intensiv, was viele Erwachsene mit Sauberkeit verbinden. Es gibt jedoch immer mehr Menschen, die auf diese Düfte mit Unverträglichkeiten oder Allergien reagieren. Dies kann auf unterschiedliche Weise zu Tage treten, beispielsweise durch Rötungen der Haut, Kopfschmerzen, Übelkeit und andere Symptome. Besonders Kinder reagieren häufig sehr empfindlich auf parfümierte Bettwäsche oder Kleidung.

   Versuchen Sie doch einmal, Ihr aktuelles Waschmittel mit einem parfümfreien zu ersetzen. Es gibt spezielle Produkte in so gut wie jeder Drogerie. Man erkennt Sie oft daran, dass auf der Verpackung ein Baby abgebildet ist, da sie die größte Zielgruppe dafür sind.

2. Körperöle oder Badezusätze
   Viele „Baby-Massageöle" riechen sehr gut, haften aber leider auf der Haut. Diese meistens sehr intensiven Gerüche können beim

Schlafen sehr störend sein. Versuchen Sie, für die Körperpflege Ihres Kindes parfümfreie Produkte zu verwenden.

Streicheln beim Einschlafen oder während der Nacht oft nicht gut

Viele Mütter oder Väter möchten ihrem Kind gerade beim abendlichen Einschlafen, oder wenn es nachts aufwacht, das Gefühl der Geborgenheit und Sicherheit geben. Wenn sie das Kind in sein Bettchen gelegt haben, streicheln sie es immer wieder über den Kopf oder über seine Händchen, um ihm die Sicherheit zu geben, dass es nicht allein ist und beruhigt einschlafen kann. Meistens wird aber gerade durch dieses Streicheln das genaue Gegenteil erreicht. Man muss sich nur einmal selbst in die Lage des Kindes versetzen und sich vorstellen, dass man sehr müde ist und schlafen möchte. Sollte man in dieser Situation ständig über den Kopf gestreichelt werden, würde man das sicherlich als störend empfinden und nicht einschlafen können.

Wir möchten keinesfalls, dass Sie Ihrem Kind die Streicheleinheiten vorenthalten. Ganz im Gegenteil, Kinder brauchen viel Liebe und Zuneigung. Wir möchten nur darauf aufmerksam machen, dass es Situationen gibt, in denen diese nicht erwünscht sind, weil das Kind dadurch nicht zur Ruhe kommen kann. Der Grund dafür ist, dass durch das wiederholte Streicheln einer bestimmten Körperregion verschiedene Tastsensoren in der Haut permanent aktiviert werden, was als unangenehm empfunden wird und beim Einschlafen stört.

Dies gilt übrigens nicht für das Kuscheln. Da das Kuscheln keine sich ständig wiederholenden Bewegungen beinhaltet, kommt es nicht zu einer Überreizung der Tastsensoren. Viele Kinder empfinden es durchaus angenehm, im Arm der Eltern zu kuscheln und dabei einzuschlafen.

Ausnahme: Schaukeln oder Wiegen

Obwohl wir gerade zuvor noch behauptet haben, dass permanent wiederholte Bewegungen für das Kind unangenehm sein können, trifft diese Aussage nicht auf sanftes Schaukeln oder Wiegen des Kindes zu. Es handelt sich hierbei um eine sich rhythmisch wiederholende Bewegung, die auf Kinder sehr beruhigend wirkt. Meistens geschieht dies auf dem Arm der Eltern, aber auch das Schaukeln in einer Babywiege wird von Kindern als angenehm empfunden. Auch andere Arten der rhythmischen Stimulation, wie das Fahren im Auto oder im Zug wirken bei Kindern oft schlaffördernd.

Wenn Eltern ihre Kinder vor dem Zu-Bett-Gehen sanft schaukeln oder wiegen, tun sie dies meistens um ihrem Kind beim Einschlafen zu helfen. Während des Nachtschlafs werden Kinder eigentlich nicht gewiegt. Mittlerweile gibt es zwar Maschinen, die Kinder auch nachts schaukeln, aber sie sind häufig zu teuer oder unpraktisch. Manchmal sind sie auch sehr laut.

Das größte Risiko dabei ein Kind in den Schlaf zu wiegen, ist, dass es sich daran gewöhnt. Wenn solche Kinder dann nachts aufwachen, benötigen sie das Schaukeln oder Wiegen, um wieder einschlafen zu können.

Falls Ihr Kind sich daran gewöhnt hat, zum Einschlafen gewiegt zu werden und ohne das sanfte Schaukeln nicht mehr einschlafen kann, wenn es nachts wach wird, sollte man versuchen, es ihm auf behutsame Weise wieder abzugewöhnen. Man erreicht das, indem man die Intensität und die Länge des Wiegens nach und nach reduziert.

Im Normalfall ist aber gegen ein sanftes Schaukeln oder Wiegen, um dem Kind das Einschlafen zu erleichtern, nichts einzuwenden, wenn esnicht so sehr daran gewöhnt ist, dass es ohne die Bewegung nicht mehr schlafen kann.

Ausnahme: „Weißes Rauschen" oder „White Noise"

Das Ein- und Durchschlafen soll erleichtert werden, wenn dabei bestimmte gleichmäßige Klänge abgespielt werden. Zu diesen Geräuschen gehört auch das weiße Rauschen. Der Begriff „weißes Rauschen" kommt ursprünglich vom englischen „White Noise" (Weißes Geräusch). Weißes

Rauschen ist eigentlich ein Ton, vergleichbar mit dem Rauschen des Fernsehers, wenn er keinen Kanal findet.

Der Begriff „Weißes Rauschen" wird mittlerweile aber umgangssprachlich zunehmend als Oberbegriff für gleichbleibende, monotone Hintergrundgeräusche verwendet. Dies können die unterschiedlichsten Geräusche sein, wie zum Beispiel Maschinengeräusche (Brummen der Klimaanlage), Klänge aus der Natur (Meeresrauschen) oder andere Geräuschkulissen (Rattern eines Zuges). Echtes „Weißes Rauschen" wird als Schlafhilfe im Grunde nicht verwendet, da sein schriller Klang häufig als sehr unangenehm empfunden wird. „Pinkes Rauschen" hingegen ist etwas dumpfer und wirkt dadurch entspannender. Wir werden in diesem Buch aber weiterhin den Begriff „weißes Rauschen" verwenden.

Diese monotonen Klänge sollen dazu geeignet sein, bestimmte Hintergrundgeräusche zu maskieren, die uns normalerweise davon abhalten einzuschlafen oder nachts durchzuschlafen. Die Theorie dahinter ist, dass man sich an Geräusche, die gleichmäßig erfolgen, wie etwa ein kontinuierliches Rauschen, mit der Zeit so gewöhnt, dass man sie nicht mehr wahrnimmt. Das Rauschen wiederum soll so laut sein, dass Geräusche aus der Umgebung sich in das Rauschen mischen und so nicht mehr als einzelne Reize empfunden werden. Auf diese Weise nimmt man die Geräusche aus der Umwelt nicht mehr wahr und wird dadurch nicht mehr in seinem Schlaf gestört.

Sollten Umweltgeräusche Ihr Baby oder Kind beim Einschlafen oder Durchschlafen stören, kann „Weißes Rauschen" Abhilfe bieten. Man spielt die Geräuschkulisse im Kinderzimmer ab, wobei man beachten sollte, dass Babys ein gutes Gehör besitzen. Die Lautstärke des Geräuschs sollte daher Unterhaltungsniveau haben. Dabei sollte man zwei Ziel verfolgen:

1. Das Geräusch soll, dadurch dass es gleichmäßig und monoton ist, beruhigend wirken.

2. Der Ton soll andere, unangenehme Einzelgeräusche, wie zum Beispiel Straßenlärm, überlagern.

Tatsächlich haben viele Eltern mit dieser Methode gute Erfolge erzielt. Wir möchten Ihnen aber nicht vorenthalten, dass es weder eine umfassende noch eine belastbare wissenschaftliche Studie in Bezug auf ihre Auswirkungen auf den Schlaf gibt. Wir können daher nur empfehlen, im Umgang damit sehr vorsichtig zu sein. Denn auch „weißes Rauschen" ist ein äußerer Sinnesreiz, der vom Körper des Kindes wahrgenommen wird und sehr störend sein kann.

Woher bekommt man nun ein solches Geräusch? Es gibt extra dafür produzierte Schlafmaschinen. Sie sind zwar relativ teuer, aber sie spielen geeignete Geräusche ab. Eine günstigere und sehr einfache Alternative ist, im Internet nach „Rosa Rauschen" oder „Pink Noise" zu suchen. Es gibt eine Vielzahl an kostenlosen Download-Dateien, die man über die ganz normale Hifi-Anlage abhören kann.

Manche Menschen ziehen meistens aber natürliche Geräuschkulissen oder monotone Maschinengeräusche den echten Rauschgeräuschen vor, weil sie angenehmer klingen. Auch diese lassen sich im Internet zum Download finden.

Ausnahme: Nuckeln

Fast jede Mutter weiss, wie schnell sich ihr Baby beruhigt, wenn es an etwas saugt.

Warum das Saugen einen so starken Effekt hat

Saugen ist kein reiner Selbstzweck, sondern die Fähigkeit zu Saugen ist für Kinder absolut lebenswichtig. Sie ist die einzige Möglichkeit, mit der Babys Nahrung aufnehmen können, moderne medizinische Hilfsmittel einmal ausgenommen.

Das Saugen ist sogar so ungemein wichtig, dass die Natur den sogenannten „Saug-Schluck-Reflex" entwickelt hat. Dieser setzt sich, wie der Name schon vermuten lässt, zum einen aus dem eigentlichen Saugen und zum anderen aus dem Schlucken zusammen. Das Saugen geschieht ganz automatisch, wenn der Gaumen des Babys berührt wird. Gleichzeitig wird der Schluckvorgang ausgelöst, der dann im Einklang mit dem Saugen koordiniert wird. Zusätzlich dazu wird auch noch sichergestellt, dass keine Flüssigkeit in die Luftröhre gelangt. Der Schluckreflex bleibt uns unser ganzes Leben lang erhalten. Das Saugen hingegen können wir später zwar immer noch willentlich steuern, der Reflex verschwindet jedoch.

Ein Kind, das nicht saugen kann, muss verhungern. Die Fähigkeit ist sogar so wichtig, dass Kinder sie schon im Mutterleib „trainieren", obwohl sie sie dort noch gar nicht brauchen. Das Kind nutzt dazu seinen Daumen als Saugobjekt und die inneren Wände der Gebärmutter, um den Daumen an Ort und Stelle zu halten.

Babys empfinden das Saugen als beruhigend

Saugen ist nicht nur ein wichtiges Mittel um Nahrung aufzunehmen, sondern wirkt auch beruhigend auf Babys und Kleinkinder. Viele Mütter kennen das aus eigener Erfahrung bei ihrem Kind. Wenn sie ihr Baby zum Stillen anlegen, entspannt es sich in Sekundenschnelle und tut nichts weiter als zufrieden trinken. Das gleiche gilt übrigens auch, wenn Kinder ihr Fläschchen bekommen.

Viele Kinder schlafen dann sogar an der Brust oder mit der Flasche ein. Gerade weil es so einfach ist, einem Kind auf diese Weise beim Einschlafen zu helfen, wird diese Möglichkeit sehr oft genutzt. Das zeigt uns, dass das Saugen auf Kinder so stark beruhigend wirkt, dass selbst die dadurch entstehenden Sinneswahrnehmungen, wie zum Beispiel das Schlucken, nicht ausreichen, um das Kind am Schlafen zu hindern.

Morgens ist Licht sehr wichtig

Wir haben ja schon erwähnt, wie wichtig Dunkelheit vor dem Einschlafen, beim Einschlafen und beim Schlafen ist. Ein Grund dafür ist, dass Licht als Sinneswahrnehmung störend ist. Außerdem beeinflusst es den Tag-/

Nachtrhythmus, mit dem wir im Einklang sein müssen, um gut zu schlafen.

Wegen des Tag-/Nachtrhythmus sollte man morgens aber Licht im Zimmer zulassen. Der Körper muss merken, wann sich der Tag abzeichnet. Ideal ist es, wenn der Raum dann Licht bekommt, wenn es draußen hell wird, also in Übereinstimmung mit der aufgehenden Sonne. Versuchen Sie, Vorhänge oder andere Verdunkelungen am Morgen zu vermeiden, so dass das Kind langsam vom Tageslicht geweckt wird.

Schnuller zum Einschlafen?

Grundsätzlich ist gegen einen Schnuller zum Einschlafen nichts einzuwenden, eher im Gegenteil, er kann sogar durchaus hilfreich sein. Man sollte aber einige Punkte beachten, wenn man einen Schnuller einsetzen möchte.

Der Schnuller darf kein Ersatz für Körperkontakt sein. Das Kind sollte immer gut versorgt werden und genug Zuneigung erhalten.

Ein Problem, das bei der Verwendung eines Schnullers eintreten kann, ist dass dieser zur Schlafassoziation werden kann. Dann braucht das Kind ihn zum Wiedereinschlafen, wenn es nachts aufwacht. Für die Eltern bedeutet das, dass sie nachts öfters aufstehen müssen, um ihrem Kind den Schnuller zu geben. Ist das der Fall, muss man entscheiden, ob der Schnuller wieder „abgesetzt" wird. Übrigens hilft es erfahrungsgemäß wenig, mehrere Schnuller im Bettchen des Kindes zu verteilen, in der Hoffnung, dass es einen davon von alleine findet, wenn es nachts wach wird.

Bewertung: Abgesehen von der Möglichkeit, dass das Kind eine Schlafassoziation entwickelt, spricht nichts gegen den Einsatz eines Schnullers. Gerade Kinder, die gut auf den Schnuller reagieren, ohne Probleme mit dem Einschlafen zu haben, sollte man die Verwendung in Betracht ziehen. Auch Kinder, die daran gewöhnt sind, an der Brust oder der Flasche einzuschlafen, können von einem Schnuller profitieren.

Punkt 4: Das Kind müde, aber wach ins Bett bringen

Kinder zwar müde aber noch wach ins Bett zu bringen, damit sie lernen können, von allein einzuschlafen, ist ein wesentlicher Bestandteil unseres Programms. Er wird oft unterschätzt, ist aber von essentieller Bedeutung. Der Nutzen dieses Vorgehens geht weit über das hinaus, was man zunächst annehmen würde.

Die Vorgehensweise ist wie folgt: Das Kind sollte noch wach sein, wenn es in sein Bettchen gebracht wird, aber doch schon so müde, dass es kurz darauf einschlafen kann. Ganz wichtig dabei ist, dass es immer noch so wach ist, dass es merkt, wenn es in sein Bett gebracht wird. Das Kind sollte also nicht bereits kurz davor sein, einzuschlafen, sondern nur ein wenig schläfrig. Ob man es richtig gemacht hat, merkt man daran, dass das Kind in seinem Bett nicht sofort einschläft, sondern noch ein wenig Zeit dafür braucht.

Kinder müssen den Übergang vom wachen Zustand in den Schlaf an ihrem Schlafplatz aus eigener Kraft vollziehen lernen, da es sonst zu einer Reihe von Problemen kommen kann. Für viele Kinder ist das anfangs schwierig, aber man sollte ihnen dennoch die Gelegenheit geben, es zu üben.

Wenn ein Kind bereits Probleme damit hat, ohne elterliche Unterstützung einzuschlafen, ist die eben beschriebene Vorgehensweise sehr gut geeignet, ihm das beizubringen.

Grund 1: Schlafassoziationen abschaffen oder vorbeugen

Sehr viele Kinder verbinden das Einschlafen mit verschiedenen Objekten, Menschen oder bestimmten Ritualen, den sogenannten Schlafassoziationen. Grundsätzlich ist gegen Schlafassoziationen nichts einzuwenden. Fast alle Menschen verbinden bestimmte Situationen oder Handlungen mit dem Schlaf. Vereinfacht gesagt, Schlafassoziationen helfen uns beim Einschlafen bzw. beim Wiedereinschlafen, wenn wir nachts aufwachen.

Wenn sich die Schlafassoziation Ihres Kindes zum Beispiel auf das Nuckeln an der Brust bezieht, dann „denkt" Ihr Baby, dass es dieses Nuckeln zum Einschlafen braucht. Wenn die Schlafassoziation sich auf das Gewiegt-Werden bezieht, kann es ohne diesen Vorgang nicht einschlafen. Nichts spricht dagegen, dass Babys in den Schlaf gewiegt werden oder an der Brust einschlafen. Viele Eltern empfinden es sogar als sehr angenehm, wenn ihr Kind in ihrem Arm einschläft, während sie es sanft wiegen. Zum Problem wird das für viele Eltern erst, wenn sie das nicht auch in der Nacht tun möchten oder können. Denn wenn ein Kind daran gewöhnt ist, abends in den Schlaf gewiegt zu werden, wird es das auch erwarten, wenn es nachts aufwacht.

Hilfreich ist es dann, wenn das Kind lernt, wie es sich von selbst beruhigen kann, um wieder einzuschlafen. Kinder, die über diese Fähigkeit verfügen, haben längere Durchschlafperioden und schlafen insgesamt länger während der Nacht. Ein Kind, dass das Liegen in seinem Bettchen mit dem Prozess des Einschlafens verbindet und nicht beispielsweise das In-den-Schlaf-Gewiegt-Werden, kann, wenn es nachts aufwacht, von ganz alleine wieder einschlafen. Vorausgesetzt es braucht nachts keine Nahrung mehr oder hat kein anderes Problem, was es am Schlafen hindert.

Der direkteste Weg, wie Sie Ihrem Kind helfen, sein Bettchen mit dem Schlafen zu assoziieren, ist es müde aber noch wach in sein Bett zu bringen. So geben Sie ihm die Möglichkeit zu lernen, wie man von ganz alleine einschläft. Kinder, die zum Beispiel in den Schlaf gewiegt, gefüttert oder herumgetragen werden, brauchen diese Fähigkeit nicht selbst zu entwickeln. Wie bereits erwähnt, kann das nachts zum Problem werden, weil der Schlaf der Eltern darunter häufig sehr leidet.

Wenn ein Kind aber einfach nur in sein Bett gebracht wird, wenn es müde ist und dort ruhig liegen kann, bis es einschläft, können sich Schlafassoziationen gar nicht erst bilden. Es muss dann zum Beispiel nicht schier endlos von den Eltern geschaukelt oder gewiegt werden, um einschlafen zu können.

Sollte ein Kind bereits Schlafassoziationen gebildet haben, ist diese Vorgehensweise ein gute Methode, dem Kind auf sanftem Wege beizubringen, einzuschlafen, ohne dafür einen bestimmten Gegenstand oder eine spezielle Aktivität zu brauchen. Es ist kein leichtes Unterfangen, einem Kind eine Schlafassoziation wieder abzugewöhnen, aber mit dieser Methode, nämlich das Kind noch wach aber müde ins Bett zu legen, hat man ein Mittel zur Hand, wie man dies auf liebevolle Weise tun kann.

Grund 2: Das Kind wacht nicht woanders auf als es eingeschlafen ist

Stellen Sie sich einmal vor, Sie schlafen abends auf Ihrem Sofa gemütlich vor dem Fernseher ein. Nachts um vier Uhr wachen Sie dann kurz auf und stellen fest, dass sie sich auf einmal im Schlafzimmer befinden. Das wäre doch zumindest überraschend für sie und vielleicht auch ein wenig gruselig.

Kindern, die woanders aufwachen als sie eingeschlafen sind, geht es da nicht anders. Ein Kind, das im Wohnzimmer beim Stillen im Arm der Mutter eingeschlafen ist und sich nachts plötzlich ganz allein in seinem Bett im dunklen Kinderzimmer wiederfindet, wird zumindest verwirrt sein, wenn nicht sogar panisch reagieren. Schreien wäre in diesem Fall eine ganz natürliche Reaktion.

Das kann man verhindern, indem man das Kind in sein Bettchen bringt, wenn es noch wach ist, so dass es realisieren kann, wo es einschläft.

Grund 3: Wenn das Kind nachts aufwacht, ist es an die Situation schon gewöhnt

Ein Kind, das regelmäßig in seinem Bettchen einschläft, gewöhnt sich an die Situation und gerät nicht in Panik, wenn es nachts darin aufwacht und nicht weiß, wie es dorthin gekommen ist. Es ist für Kinder eine große Hilfe, sich an regelmäßigen Ritualen orientieren zu können. Dazu gehört auch, dass es weiß, wo sein Schlafplatz ist, an dem es sich wohl und geborgen fühlen kann.

Grund 4: Kinder müssen erst lernen, sich selbst zu beruhigen. In dieser Situation ist das besonders einfach

Kinder müssen erst lernen, sich selbst zu beruhigen, damit sie leicht in den Schlaf finden. Das sollte man ihnen so leicht wie möglich machen. Am besten geht das, wenn Eltern die richtigen Voraussetzungen schaffen. Eine ideale Situation dafür ist, wenn das Kind abends müde und bereit zum Schlafengehen ist, denn dann fällt ihm der Übergang vom Wachzustand in den Schlaf besonders leicht. Ein Kind, das sich in seinem eigenen Bett sicher und wohl fühlt und gleichzeitig auch noch müde ist, hat gute Bedingungen, um zu lernen, wie man sich selbst so beruhigt, dass man gut einschlafen kann. Wenn es dann während der Nacht aufwacht, hat es durch das häufige Erleben der vertrauten Situation die Fähigkeit erlangt, von allein wieder einzuschlafen.

Punkt 5: Schlafrhythmus finden - feste Schlafzeiten

Babys und Kleinkinder haben häufig große Schwierigkeiten damit, einen beständigen Schlaf-Wach-Rhythmus, der im Einklang mit dem häuslichen Tagesablauf steht, zu etablieren. Besonders das abendliche Einschlafen kann dadurch für die Kinder schwierig werden, aber auch das nächtliche Durchschlafen kann Probleme machen. Sie können Ihr Kind dabei unterstützen, in einem regelmäßigen Schlafrhythmus zu schlafen, indem Sie eine gewisse Beständigkeit in den familiären Tagesablauf bringen, auf Anzeichen von Müdigkeit bei Ihrem Kind achten, ihm beibringen von selbst einzuschlafen und die richtigen Voraussetzungen für einen angenehmen und sicheren Schlaf schaffen.

Einen regelmäßigen Schlafrhythmus für das Kind zu finden, ist ein essentieller Punkt in unserem Schlafprogramm. Das bedeutet, dass das Kind jeden Abend zu ungefähr der gleichen Zeit schlafen gehen und morgens auch in etwa zur gleichen Zeit aufwachen sollte. Wann ein Mensch müde wird, wird nicht nur durch seine innere Veranlagung, sondern zu einem großen Teil auch durch die tägliche Routine gesteuert. Ein Kind, das jeden Abend um 18:00 Uhr schlafen geht, wird üblicherweise auch um diese Uhrzeit herum müde. Das liegt daran, dass die innere Uhr des Kindes sich auf diese Zeit eingependelt hat. Das wiederum bewirkt, dass der Körper des Kindes sich täglich zu ungefähr der gleichen Tageszeit auf das Schlafen einstellt und dem Kind signalisiert, dass es müde ist.

Ein regelmäßiger Tagesablauf hilft dem Kind dabei, seinen Schlafrhythmus zu finden, was sich außerordentlich positiv auf das gesamte Schlafverhalten des Kindes auswirkt. Ohne eine beständige Routine hat die innere Uhr des Kindes erhebliche Schwierigkeiten zu erkennen, wann Schlafenszeit und wann Wachzeit ist. Und auch Eltern tun sich, ohne eine wiederkehrende Regelmäßigkeit im Tagesablauf, schwer damit, festzustellen, ob ihr Kind müde ist und wann sie es ins Bett bringen sollen.

Aber nur wenn man weiß, wann das Kind müde ist, kann man es auch zur richtigen Zeit schlafen legen. Und nur ein müdes Kind wird in seinem Bett auch leicht einschlafen. Die Vorteile eines regelmäßigen Schlafrhythmus liegen auf der Hand: Das Kind wird sein Bett als einen angenehmen Ort empfinden, an dem es sich ausruhen kann und nicht als einen Platz, an dem es mit Langeweile bestraft wird. Außerdem wird es von seinen Eltern keinen aufwendigen Beruhigungsrituale fordern, die sich zu Schlafassoziationen entwickeln können.

Wie erkenne ich den natürlichen Schlafrhythmus meines Kindes?

Die tägliche Routine sollte mit dem natürlichen Schlafbedürfnis des Kindes übereinstimmen. Wenn man also ein kleine Nachteule zum Kind hat, bringt es nichts, wenn man es abends zu früh schlafen legt. Es wird dann nur unter Schwierigkeiten einschlafen bzw. durchschlafen. Die Herausforderung besteht also darin, einerseits eine Regelmäßigkeit für das Kind zu finden, die mit der täglichen Familienroutine harmoniert, ihm aber andererseits keinen für ihn unnatürlichen Rhythmus aufzudrängen. Es sollte sich also um ein Wechselspiel zwischen den erforderlichen Tagesaktivitäten und dem natürlichen Rhythmus des Kindes handeln.

Grundsätzlich gilt, das Schlafbedürfnis des Kindes muss respektiert werden. Ein Kind, das müde ist, braucht die Gewissheit, dass es ruhig und bequem schlafen darf. Die Anzeichen, wann ein Kind müde ist, werden wir in diesem Programm besprechen, daher hier nur eine kurze Zusammenfassung:

- Gähnen

- Weinen

- Reizbarkeit, usw

- Augen reiben

Eltern, die auf solche und ähnliche Signale bei ihrem Kind reagieren, erkennen sehr schnell, wie der Schlafrhythmus ihres Kindes gelagert ist und können ihm folgen.

Ein Problem jedoch, das in vielen Familien auftritt, ist nicht so sehr den Schlafrhythmus des Kindes zu finden, sondern ihn zu beachten. Häufig stehen die Schlafenszeiten des Kindes im Gegensatz zu den familiären Aktivitäten. Ganz besonders oft ist dies am Wochenende der Fall, wenn Eltern die alltägliche Routine der Arbeitswoche verlassen. Ein Beispiel dafür wäre ein Verwandtenbesuch. Die Familie bleibt bis spät abends bei den Großeltern und kehrt erst nach der üblichen Bettzeit des Kindes nach Hause zurück. Viele Kinder können sich aber leider nicht einfach so mir nichts dir nichts auf Veränderungen in der täglichen Routine einstellen. Geschieht so etwas regelmäßig, kann der Schlafrhythmus des Kindes durcheinander geraten. Daher ist es wichtig, regelmäßige Schlafenszeiten einzuführen und diese auch an Wochenenden einzuhalten.

Dem Kind helfen, sich an den 24-Stunden-Rhythmus anzupassen

Auch wenn Kinder einen eigenen Schlafrhythmus haben, steht dieser nicht immer im Einklang mit dem Tages- und Nachtablauf innerhalb der Familie. Damit sich diese Unstimmigkeit möglichst schnell einpendelt, können Eltern ein wenig nachhelfen.

Lassen Sie Ihr Kind an den Tagesaktivitäten teilhaben

Wie wir ja schon wissen, sind soziale Aktivitäten mit die stärksten Zeitgeber, sprich äußere Signale, die unsere innere Uhr beeinflussen. Sie haben mit die größte Auswirkung auf den Schlafrhythmus von Neugeborenen. Kinder, die zur gleichen Tageszeit aktiv sind wie ihre Eltern, passen sich schneller an den 24-Stunden-Rhythmus an. Daher sollten Eltern ihre Kinder nach Möglichkeit in die täglichen Aktivitäten integrieren.

Nächtliche Reize reduzieren

Nachts sollte jegliche Aktivität auf ein Minimum reduziert werden. Ein Kind, das nachts aufwacht, weil es gefüttert werden möchte, sollte nach Möglichkeit nicht „vollends" wach werden. Versuchen Sie daher, das Kind so wenig wie möglich herumzutragen und so leise zu sein, wie es nur geht.

Natürliches Licht und frische Luft

Licht ist ein Zeitgeber, auch das wissen wir bereits. Es hat einen großen Einfluss auf die innere Uhr. Kinder sollten daher Licht im Einklang mit dem natürlichen Tageslicht ausgesetzt sein, also hell am Tag und dunkel in der Nacht. Auf diese Weise können sie sich leichter an den 24-Stunden-Rhythmus der Familie anpassen. Es gibt sogar Hinweise, das Kinder, die natürliches Tageslicht erhalten, einen stabileren Tag-Nacht-Rhythmus entwickeln, als Kinder, die häufiger künstlichem Licht ausgesetzt sind. Spaziergänge an der frischen Luft helfen Kindern, sich an den Tagesrhythmus der Familie anzupassen und schlafen nachts besser. Aus diesem Grund sollte man natürliches Licht künstlichem Licht vorziehen.

Punkt 6: Bewegungen des Kindes nicht unterbinden

Viele Kinder machen Bewegungen im Bett, die ihre Eltern eigenartig oder komisch finden. Normalerweise handelt es sich dabei rhythmische Bewegungen. Meistens machen sich Eltern, die so etwas bei ihrem Kind beobachten, Sorgen, dass derartige Bewegungen das Kind am Einschlafen hindern. Sie fragen sich, wie jemand schlafen soll, der permanent hin und her zappelt? Aber keine Sorge. Es gilt als erwiesen, dass rhythmische Bewegungen Kindern sogar dabei helfen, sich zu beruhigen, was ihnen das Einschlafen erleichtert.

Solche Bewegungen können bisweilen recht heftig werden. Das wirft bei den Eltern dieser Kinder die Sorge auf, dass die Kindergrippe umfallen oder das Kind sich verletzten könnte. Diese Befürchtungen sind durchaus berechtigt! Es ist also wichtig, Vorsichtsmaßnahmen zu ergreifen. Dennoch sollte man das Verhalten nicht unterbinden, wenn sichergestellt werden kann, dass das Kind sich nicht verletzt. Fragen Sie im Zweifel Ihren Kinderarzt.

Punkt 7: Schreien nicht „belohnen"

Eines der Hauptprobleme, wenn Kinder nachts aufwachen und nach ihren Eltern schreien, um wieder einzuschlafen, ist, dass es funktioniert. Das klingt profan, ist aber leider zutreffend.

Wenn ein Kind ein bestimmtes Verhalten zeigt und dieses Verhalten zur erwünschten Reaktion führt, wird es dieses Verhalten öfters an den Tag legen, wenn es diese Reaktion wieder haben möchte. Bei einem Kind, das gerade aufgewacht ist, bedeutet das oft, dass es sich wünscht, wieder von seiner Mutter oder seinem Vater ins Bett gebracht zu werden. Besonders häufig ist das der Fall, wenn bestimmte Aktivitäten mit dem Einschlafen verbunden werden, wie auf dem Arm gewiegt zu werden oder an der Brust einzuschlafen. In vielen Fällen beginnt das Kind dann zu schreien, was genau die gewünschte Reaktion der Eltern hervorruft.

Dadurch lernt das Kind: „Okay, wenn ich nachts aufwache und wieder einschlafen möchte, muss ich meine Mama rufen. Die hilft mir dann.". Natürlich ist das kein bewusster Gedanke, sondern eher eine Emotion. Da es aber jedes mal klappt, schreit das Kind immer häufiger und eher, wenn es sich in dieser Situation befindet.

Selbst wenn man seinem Kind dann beigebracht hat, ohne die Hilfe der Mutter oder des Vaters einzuschlafen, wird es unter Umständen trotzdem schreien, wenn es nachts aufwacht, weil es sich einfach so sehr daran gewöhnt hat.

Bevor man gegen so ein eingeübtes Verhalten vorgeht, muss man sich aber erst einmal folgende Frage stellen:

Gibt es einen Grund für das Schreien des Babys?

Wenn ein Baby weint oder schreit, muss man immer herausfinden, warum es das tut. Die Vorstellung, dass es dem Kind schlecht geht und die Eltern nicht darauf reagieren, weil sie glauben, bei dem Schreien handle es sich um ein antrainiertes Verhalten, ist schlimm.

Ein Beispiel hierfür sind zu warme Schlafbedingungen. Ein Kind, dem es in seinem Bett zu warm ist, fühlt sich zunehmend unbehaglich, weil es sich immer mehr aufheizt. Da es ihm schlecht geht, fängt es an zu schreien. Die Mutter hört ihr Kind, geht zu ihm und nimmt es hoch. Das Kind kann auf dem Arm der Mutter ein wenig abkühlen und es geht ihm besser. Auch die Temperatur im Bett ist in dieser Zeit etwas gesunken, da das Kind es nicht mehr mit seiner Körperwärme erwärmt. Nachdem das Kind sich auf dem Arm der Mutter beruhigt hat, wird es zurück in sein Bett gelegt. Es schläft wieder ein, wacht aber nach kurzer Zeit wieder auf, da ihm erneut zu warm ist. Auch dieses Mal schreit es nach der Mutter, weil es sich nicht wohl fühlt. Die Mutter kommt und nimmt das Kind auf dem Arm.

Die Reaktion des Kindes ist natürlich gut und richtig, denn durch das Schreien kann es seine Situation verbessern. Das Problem ist nur, dass es seiner Mutter nicht sagen kann, warum es ihm nicht gut geht und die Mutter nicht erkennt, was das Problem ihres Babys ist. Wenn ein solcher Handlungsablauf häufiger eintritt, lernt das Kind, dass es nach seiner Mutter schreien muss, wenn es aufwacht und nicht wieder einschlafen kann. Das kann zur Gewohnheit werden, so dass das Kind generell nachts schreit, wenn es wach wird, unabhängig davon, ob es seine Eltern wirklich braucht. In einem solchen Fall sprechen wir von einem antrainierten Verhalten.

Schon allein aus diesem Grund ist es wichtig, herauszufinden, was einem Baby fehlt, wenn es schreit. In den meisten Fällen gibt es eine Ursache, die beseitigt werden muss. Ist sie aus dem Weg geräumt, gibt sich das nächtliche Schreien des Kindes normalerweise von ganz allein.

In sehr vielen Fällen sind nächtliche Schreiprobleme auf ungünstige Schlafbedingungen zurückzuführen. Um herauszufinden, ob etwas das Kind beim Schlafen stört, kann ein Schlafprotokoll eine wertvolle Hilfe sein. Außerdem sollten Sie, wie in unserem Programm beschrieben, für das Kind eine gute Schlafumgebung schaffen. Die Anleitung dazu finden Sie im Kapitel „Beste Ein- und Durchschlafbedingungen schaffen, die möglich sind".

Wenn sich ein antrainiertes Verhalten gebildet hat

Wenn ein Kind gelernt hat, dass Schreien dazu führt, dass seine Eltern zu ihm kommen und es versorgen, beginnt das Dilemma für die Eltern. Sie möchten sich einerseits natürlich gut um ihr Kind kümmern und es nicht schreien lassen, andererseits haben sie aber das Problem, dass sie nachts aufstehen müssen, wenn ihr Kind sie eigentlich gar nicht braucht.

Die Lösung für dieses Problem ist, wie immer, ein wenig vertrackt. Das Ziel soll sein, dem Kind beizubringen, dass es die Eltern nachts eigentlich gar nicht braucht, jedenfalls nicht so häufig. Außerdem soll es erfahren, dass ein guter Schlaf ohne regelmäßige Unterbrechungen viel angenehmer ist als ständig aufzuwachen und zu schreien. Wir müssen also nicht nur die individuellen Bedürfnisse von Mutter oder Kind betrachten, sondern eine Situation schaffen, bei der beide nachts durchschlafen können. Natürlich nur, wenn das Kind keine Unterstützung braucht.

Es gibt drei verschiedene Ansätze, die helfen, eine Situation zu schaffen, in der Eltern und Kinder wieder ausreichend Schlaf bekommen.

1. Die Situation, in der das Kind normalerweise schreit, für einen bestimmten Zeitraum nicht mehr vorkommen lassen.

Möglicherweise erinnern Sie sich noch an die „Scheduled Awakenings"-Methode aus dem Kapitel „Nächtliches Aufwachen". Die Vorgehensweise dieser Methode ist eine bestimmte Situation zu vermeiden. Gemeint ist damit, dass man das Kind aufweckt, bevor es von selbst aufwacht und so das gewohnte Schreien verhindert. Allerdings greifen diese scheduled Awakenings doch sehr stark in den Schlaf des Kindes ein. Es gibt aber eine Variante, bei der man das Kind nicht aufwecken muss. Dazu muss das Kind im Zimmer der Eltern nahe am elterlichen Bett schlafen. Die Eltern müssen nachts darauf achten, ob das Kind aufwacht. Die meisten Kinder wimmern ein wenig oder machen andere leise Geräusche, bevor sie anfangen zu brüllen. Sobald man hört, dass das Kind sich regt, sollte man sofort auf das Kind reagieren. Damit daraus nicht auch wieder eine Gewohnheit entsteht, sollte man anschließend mit Punkt drei „Dem Kind ein alternatives Verhalten beibringen" weitermachen.

2. Auf das Schreien nicht reagieren

Auf das nächtliche Schreien des Kindes nicht zu reagieren, ist eine Taktik aus den „Extinktion"-Methoden. Das Kind erwartet, dass seine Eltern kommen, wenn es schreit. Indem man auf das Schreien des Kindes nicht reagiert, sondern es einfach weiter schreien lässt, möchte man erreichen, dass das Kind sein Schreien irgendwann einstellt.

Unsere Beurteilung diese Vorgehensweise und warum wir sie für nicht empfehlenswert halten, haben wir im Kapitel „Nächtliches Aufwachen" sehr ausführlich geschildert.

3. Dem Kind ein alternatives Verhalten beibringen

Diese Vorgehensweise ist für die Eltern, aber auch ganz besonders für das Kind, die schonendste. Sie ist aber auch gleichzeitig die schwierigste. Mit Hilfe dieser Methode soll das Kind lernen, sich nachts, wenn es aufwacht, selbst wieder so zu beruhigen, dass es von ganz allein wieder einschlafen kann.

Wir empfehlen diese Vorgehensweise und vermitteln sie in unserem Programm. Ein ganz besonderer Augenmerk ist dabei auf das Zu-Bett-Bringen des Kindes zu legen. Es soll wach aber bereits schläfrig in sein Bettchen gebracht werden, denn so bekommt es die Möglichkeit zu lernen, wie man von alleine einschläft.

Wenn Sie mit Ihrem Kind in einem Zimmer schlafen, sollten Sie zusätzlich auch noch die Methode aus Punkt eins in Betracht ziehen, dem Zuvorkommen durch schnelles Reagieren auf die leisen Geräusche des Babys.

Punkt 8: Mittagsschlaf bzw. Tagesschlaf

Das Mittagsschläfchen ist für die meisten Kinder enorm wichtig, denn zusätzlich zum Nachtschlaf benötigen Kinder meistens auch am Tag noch eine gewisse Menge an Schlaf. Ganz besonders kleinen Babys reicht der Nachtschlaf bei weitem nicht und muss durch Tagesschlaf ergänzt werden. Mit zunehmenden Alter brauchen Kinder dann immer weniger Tagesschlaf. Einmal erwachsen brauchen Menschen tagsüber, je nach Lebensgewohnheit, nur noch sehr wenig Schlaf, oder, was sogar noch viel weiter verbreitet ist, sie machen gar keinen Mittagsschlaf mehr.

Wie viel Tagesschlaf benötigen Babys oder Kleinkinder

Wie wir ja bereits wissen, benötigen nicht alle Kinder gleich viel Schlaf pro Nacht, so dass die geschlafenen Stunden von Kind zu Kind stark variieren. Es gibt zwar Durchschnittswerte, aber diese sagen nichts darüber aus, wie viele Stunden Schlaf ein einzelnes Kind pro Nacht braucht.

Genauso verhält es sich mit dem Tagesschlaf. Auch hier gibt es keine festen Werte, die vorschreiben, wie viel ein Kind zwingend schlafen muss, um ausgeruht zu sein. Weder die Dauer des Tagesschlafs noch wie oft ein Kind tagsüber schlafen muss, sind festgelegt. Natürlich gibt es auch für den kindlichen Tagesschlaf wieder Durchschnittswerte, aber diese sind keine große Hilfe für Eltern, denn sie bieten keine Information darüber, wie lange und wie oft ein Kind in welchem Alter tagsüber schlafen sollte.

Worauf man beim Tagesschlaf achten sollte

Auch wenn man nicht genau sagen kann, wie viel Schlaf ein Kind tagsüber bekommen muss, so gibt dennoch einiges, auf das man beim Tagesschlaf achten sollte.

1. Tagesschlaf ist kein Ersatz für den Nachtschlaf

Der Tagesschlaf und der Nachtschlaf unterscheiden sich grundsätzlich. Der Nachtschlaf ist normalerweise länger und auch tiefer als der Tagesschlaf. Aus diesem Grund macht es auch keinen Sinn, einen einmal entgangenen Nachtschlaf durch einen Mittagsschlaf zu ersetzen oder umgekehrt. Wenn der Mittagsschlaf des Kindes hin und wieder einmal etwas kürzer ausfällt, ist das zwar nicht schlimm, aber regelmäßige Unterbrechungen des Mittagsschlafs sollte man doch vermeiden.

2. Die Routine ist auch beim Mittagsschlaf wichtig

Der Mittagsschlaf sollte einer gewissen Routine folgen. Das bedeutet, dass man seinem Kind möglichst täglich zur gleichen Tageszeit die Möglichkeit geben sollte, ein Schläfchen zu halten. Am besten eignet sich dazu das eigene Bettchen. Besonders Kinder, die älter als ein Jahr sind, schlafen nicht mehr so leicht unterwegs im Kinderwagen und brauchen eine ruhige Umgebung zum Einschlafen.

Der Tagesschlaf braucht natürlich nicht, genauso wenig wie der Nachtschlaf, auf die Minute genau zu erfolgen. Gut ist, wenn er einem regelmäßigen Tagesrhythmus folgt, denn so wird das Kind zur richtigen Zeit müde und bekommt die Erholung, die es braucht.

3. Feststellen, ob das Kind Mittagsschlaf braucht

Da es, ähnlich wie beim Nachtschlaf, keine eindeutigen Werte gibt, müssen sich Eltern beim Schlafbedürfnis ihrer Kinder auf ihr eigenes Urteilsvermögen verlassen und selber erkennen, ob ihr Kind tagsüber müde ist und einen Mittagsschlaf braucht.

Kinder, die tagsüber müde sind, aber nachts genug schlafen, brauchen am Tag möglicherweise etwas mehr Schlaf. Die Lösung ist dann entweder ein längerer Mittagsschlaf oder ein zusätzliches Schläfchen. Tagsüber sollte man das Zimmer aber nicht abdunkeln, denn so behält das Kind die Orientierung und kann zwischen Tagesschlaf und Nachtschlaf unterscheiden.

Schläft das Kind tagsüber nur schwer ein, braucht es diesen Schlaf unter Umständen gar nicht. Sollte Ihr Kind zum Beispiel nach 20 Minuten nicht eingeschlafen sein, nehmen Sie es am besten wieder aus seinem Bettchen. Geschieht das häufiger, sollte man erwägen, ein Nickerchen pro Tag weniger anzusetzen.

Wichtig ist auch, darauf zu achten, ob das Kind übermüdet ist. Kinder, die ein Defizit an Schlaf haben, reagieren häufig überdreht und hyperaktiv. Wenn ein Kind sich weigert, mittags zu schlafen, kann das auch ein Ausdruck dafür sein, dass es zu wenig Schlaf bekommen hat. Dann ist es wichtig, einen guten Schlafrhythmus für das Kind zu finden und feste Schlafgewohnheiten zu entwickeln.

4. Nicht zwingen

Es ist wichtig, dass Kinder täglich die Gelegenheit zum Mittagsschlaf bekommen. Das bedeutet, dass man manchmal ein wenig warten muss, bist das Kind eingeschlafen ist. Keinesfalls aber sollte man versuchen, ein Kind zum Mittagsschlaf zu zwingen.

Leider kommt es manchmal vor, dass besorgte Mütter, die befürchten, dass ihr Kind zu wenig schläft, über mehrere Stunden hinweg versuchen, ihr Kind dazu zu bewegen, einen Mittagsschlaf zu halten. Das ist völlig unnötig und beide, sowohl das Kind als auch die Mutter, leiden unter solchen Maßnahmen.

Wenn der Arzt bestätigt, dass mit der Entwicklung des Kindes alles in Ordnung ist, dann braucht das Kind diesen Mittagsschlaf wahrscheinlich einfach nicht. Dann sollte man auch nicht versuchen, es auf irgendeine Weise dazu zu bewegen. Oft lassen sich Mütter durch Werte aus Schlaftabellen, die sie im Internet gefunden haben, verunsichern und versuchen, den Schlaf ihrer Kinder an diese Informationen anzupassen. Wie bereits erwähnt, weichen die Angaben von Quelle zu Quelle stark von einander ab. Man sollte sich von solchen Informationen nicht aus der Ruhe bringen lassen. Der Kinderarzt ist der richtige Ansprechpartner, wenn man befürchtet, dass das Kind nicht genug schläft.

5. Keinen Mittagsschlaf kurz vor dem Nachtschlaf

Ein weiterer Grund, warum es zu einem gestörten Nachtschlaf kommen kann, ist wenn Kinder ein Nickerchen halten kurz bevor sie abends ins Bett gebracht werden. Das geschieht häufig dann, wenn Kinder früher müde werden, als ihre eigentliche abendliche Bettzeit ist. So macht das Kind vielleicht von 18:00 Uhr bis 19:00 Uhr ein kurzes Schläfchen, soll dann aber um 19:30 Uhr endgültig ins Bett und die ganze Nacht durchschlafen. Das kann logischerweise nicht funktionieren.

In einem solchen Fall sollte entweder der Mittagsschlaf früher stattfinden oder das Kind sollte abends früher ins Bett gebracht werden und der sehr späte „Mittagsschlaf" sollte ganz aufgegeben werden. Natürlich kommt das auf Ihre häusliche Situation und das Alter und die Bedürfnisse des Kindes an. Wenn das Kind abends schwer einschläft, es aber relativ kurz davor ein Nickerchen hatte, war der Mittagsschlaf möglicherweise zu nah am Nachtschlaf.

6. Vor dem Mittagsschlaf Ruhe einkehren lassen

Kinder brauchen Ruhe um zu schlafen. Deshalb sollten eine halbe Stunde vor dem Mittagsschlaf keine anregenden Aktivitäten mehr stattfinden. Damit das Kind lernen kann zu unterscheiden, ob es Tag oder Nacht ist, sollte man das Zimmer, in dem es schläft, für den Mittagsschlaf nicht völlig abdunkeln. Gedämpftes Licht ist jedoch in Ordnung, denn das unterstützt das Kind beim Einschlafen.

7. Bei Schlafassoziationen Mittagsschlaf nutzen

Auch beim Mittagsschlaf sollte man mit dem Kind üben, dass es in seinem Bettchen liegend einschläft. Man sollte es nicht wiegen oder in den Schlaf stillen. Es geht dabei um die Vermeidung von Schlafassoziationen. Wenn das Kind tagsüber in seinem vertrauten Bett gut einschlafen kann, wirkt sich das nämlich auch positiv auf das nächtliche Schlafverhalten des Kindes aus.

Punkt 9: Häufige Fehler und daraus resultierende Probleme vermeiden

Ein Kind, das nicht müde ist, ins Bett bringen

Ein Kind, das nicht müde ist, kann nicht einschlafen. Das kann man leicht nachvollziehen und eigentlich bedarf es hier keiner weiteren Ausführung.

Man sollte aber wissen, dass es auch noch weitere Folgen haben kann, wenn man sein Kind ins Bett bringt, ohne dass es müde ist.

1. Das Kind lehnt sein Bett ab

Kinder, die schlafen sollen, ohne dass sie müde genug dazu sind, und deswegen nicht einschlafen können, fühlen sich unwohl in ihrem Bett. Man erwartet etwas von ihnen, das sie nicht erfüllen können und gleichzeitig werden sie so lange mit Langeweile "bestraft", bis sie endlich doch einschlafen. Das führt in vielen Fällen dazu, dass sie ihr Bett ablehnen. Für manche Kinder ist diese Erfahrung sogar so schlimm, dass wegen der damit verbundenen negativen Erlebnisse, bereits in der Nähe des Bettchens unangenehme Gefühle bei ihnen aufkommen. Manche Kinder sind dann so aufgeregt, dass sie gar nicht mehr einschlafen können, obwohl sie vielleicht kurz zuvor noch müde genug dazu gewesen wären.

2. Schlafassoziationen werden leichter gebildet

Weil das Kind nicht müde genug ist und demzufolge nicht einschläft, wird alles Mögliche versucht, um das Kind zum Einschlafen zu bewegen. Oft sind das Hilfen wie zum Beispiel das Fläschchen, das Stillen oder das in den Schlaf-Wiegen. Auf diese Weise gelingt das Einschlafen nach einer gewissen Zeit häufig doch. Allerdings können sich dadurch Schlafassoziationen entwickeln.

Fehlervermeidung:

Der einfachste Weg um diesen Fehler zu vermeiden, ist das Kind nicht schon ins Bett zu bringen, wenn es noch nicht müde ist. Das klingt banal und darauf kommen die meisten Eltern sicherlich von ganz allein. Der Grund, warum Eltern ihre Kinder schlafen legen bevor sie wirklich müde sind, ist weil viele sich an „Schlaftabellen" halten, die eine längere Stundenschlafzeit angeben, als ihr Kind tatsächlich braucht. Natürlich gibt es auch medizinische Gründe für mangelnde Müdigkeit, die man aber mit dem Arzt besprechen sollte. Wir möchten hier noch einmal zum Ausdruck bringen, dass es sich bei den Schlaftabellen um Durchschnittswerte handelt und nicht das individuelle Schlafbedürfnis von einzelnen Kindern berücksichtigt. Ihr Arzt kann beurteilen, ob mit Ihrem Kind alles in Ordnung ist und es sich normal entwickelt.

Ein weitaus verbreiteteres Problem in diesem Zusammenhang ist jedoch, dass Eltern glauben, ihr Kind wäre müde, das aber gar nicht der Fall ist. Deswegen ist es besonders wichtig, auf die Anzeichen für Müdigkeit zu achten, die im nächsten Abschnitt besprochen werden. Außerdem sollte die Schlafenszeiten des Kindes möglichst regelmäßig sein. Weiterhin sollten kurz vor dem Schlafengehen Licht und Aktivitäten vermieden werden, da das Kind sonst wieder wach wird.

Müdigkeit übergehen

Ein Fehler, den viele Eltern machen, wenn ihr Kind abends nicht gut einschläft oder in der Nacht nicht durchschläft, ist die Müdigkeit des Kindes zu übergehen. Sie glauben, dass ihr Kind besser schläft, wenn es so richtig müde ist.

Natürlich ist es ein Fehler, sein Kind schon ins Bett zu bringen, wenn es noch nicht müde ist, aber wenn man die Müdigkeit des Kindes übergeht, kann das ebenfalls zu Schwierigkeiten mit dem Schlafen führen.

Erwachsene können sich leichter an veränderte Umstände anpassen als Kinder. Wenn Erwachsene eine Stunde früher ins Bett gehen als üblich, können sie zwar auch nicht sofort einschlafen, aber wenn sie eine Stunde später als üblich ins Bett gehen, können sie trotzdem gut schlafen. Es ist ganz normal aus der eigenen Erfahrung auf andere zu schließen. Deswegen sehen Eltern das Übergehen der Müdigkeit bei ihrem Kind häufig nicht als einen möglichen Grund dafür an, warum es schlecht ein- oder durchschläft.

Eltern, die im Zweifel sind, wann die richtige Bettzeit für ihr Kind ist, wählen häufig lieber einen etwas späteren Zeitpunkt, um ihr Kind schlafen zu legen, weil sichergehen möchten, dass ihr Kind ausreichend müde ist.

Doch was ist mit Übermüdung gemeint?

Normalerweise werden Kinder abends ins Bett gebracht, wenn sie erste Anzeichen von Müdigkeit zeigen. Geschieht dies nicht und das Kind darf über diesen Zeitpunt hinaus weiterhin aufbleiben, wird es nach einiger Zeit übermüden. Das tut dem Kind nicht gut, denn ein übermüdetes Kind hat nicht nur größere Schwierigkeiten beim Einschlafen, sondern auch Probleme tief zu schlafen. Man sollte sein Kind deswegen schlafen legen, wenn es müde wird und den Zeitpunkt des Zu-Bett-Gehens nicht möglichst lange herauszögern, in der Hoffnung, dass das Kind dann noch viel müder ist und besser schläft. Wenn das Kind sich die Augen reibt, gähnt oder sogar beginnt wegzunicken, ist es an der Zeit, es in sein Bettchen zu bringen.

Wie zeigen Babys Müdigkeit

Bei einem Erwachsenen erkennt man leicht, wenn er müde ist. Er bekommt einen müden Gesichtsausdruck, ist nicht mehr so gesprächig oder, und das ist das deutlichste Zeichen, er teilt seiner Umwelt einfach mit, dass er müde ist und schlafen gehen möchte.

Ob ein Baby müde ist, ist da schon ein wenig schwerer festzustellen, schließlich kann es uns ja noch nicht sagen, wie es sich fühlt. Deswegen müssen wir aus dem Verhalten des Kindes entnehmen, wann es müde ist. Es gibt einige deutliche Hinweise, die anzeigen, ob ein Kind müde ist.

Die häufigsten Anzeichen dafür, dass ein Baby oder Kleinkind müde ist, sind:

- weinen

- angeregte oder erregte Aktivität

- sich selbst an den Ohren ziehen

- durch nichts zufriedenzustellen zu sein

153

- Bewegungen werden unkoordiniert

- gähnen

- verstärktes Nuckeln

- ein veränderter Gesichtsausdruck, besonders bei Kindern, die mit sich selbst „kämpfen", um wach zu bleiben

Es gibt also eine ganze Reihe von Anzeichen, die uns sagen, wann ein Kind müde ist. Natürlich sind sie von Kind zu Kind verschieden und man wird bei seinen eigenen Kind sicherlich noch andere Verhaltensweisen entdecken.

Wichtig ist auch zu wissen, dass ein Kind je nach Situation unterschiedliche Verhaltensweisen zeigen kann. Manchmal reagiert es vielleicht eher überdreht, wenn es müde ist, während es ein anderes Mal leicht anfängt zu weinen oder besonders stark nuckelt.

Fast alle Kinder verhalten sich je nach Grad der Ermüdung unterschiedlich. Anfangs zeigen sie eher ein ruhiges Verhalten. Sie beginnen zu gähnen, saugen weniger stark, die Augenlider fallen ihnen zu und sie wirken schläfrig. Wenn man dieses Stadium der Müdigkeit übergeht und den Kindern nicht die Möglichkeit gibt zu schlafen, werden sie meistens wieder etwas aktiver. Sie werden unruhig, weinerlich, verhalten sich generell wieder aktiver und machen einen überdrehten Eindruck

Wenn Ihr Kind sein Verhalten ändert, sollten Sie darauf achten, ob es müde oder eventuell sogar übermüdet ist. Kinder, die übermüdet sind, verhalten sich häufig wie folgt:

- gereiztes Verhalten

- angeregte bzw. erregte Aktivität

- Augenreiben

- unleidlich sein

Morgen- und Abendpersönlichkeiten

Die Wissenschaft unterteilt uns Menschen in verschiedene Zeittypen. Da gibt es zum einen die Eulen (Nachttypen), die Normaltypen und die Lerchen (Morgentypen). Diese sogenannten Chronotypen folgen unterschiedlichen Schlaf-Wach-Rhythmen. Während die Eulen abends lange wach und aktiv sind und morgens gerne lange schlafen, sind die Lerchen morgens voller Energie, haben aber dafür abends Mühe, länger wach zu bleiben.

An dieser genetischen Veranlagung kann man grundsätzlich nichts ändern, wobei der Chronotyp sich mit dem Alter verschiebt. So sind Kleinkinder fast immer Lerchen, während viele Jugendliche eher spät schlafen und spät aufwachen, also Eulen sind. Mit zunehmendem Alter ändert sich das aber meistens wieder. Mit Training kann man nur bedingt Einfluss auf den Chronotyp nehmen.

Gerade die Eltern von kleinen Eulen haben oft Schwierigkeiten mit dem Schlafverhalten ihrer Kinder. Sie bringen ihr Kind zu einer Zeit ins Bett, von der sie annehmen, dass dies die richtige Schlafenszeit für ihr Kind ist. Diese Bettzeiten sind aber für Kinder, die dem Abendtyp entsprechen, häufig zu früh. Sie müssen ins Bett, obwohl sie noch gar nicht müde sind und können dann natürlich auch nur schlecht oder gar nicht einschlafen.

Es gibt typische Anzeichen, ob ein Mensch ein Morgen- oder ein Abendtyp ist. Morgentypen werden abends früh müde und wachen morgens früh, und auch meistens gut gelaunt, auf. Sie können schon unmittelbar nach dem Aufwachen sofort aktiv sein. Abendtypen hingegen werden erst spät am Abend müde und haben morgens oft Schwierigkeiten mit dem Aufwachen. Sie sind auch häufig nicht so gut gestimmt, wie die Morgentypen, wenn sie wachwerden und brauchen eine gewisse Anlaufzeit, bevor sie aktiv werden können.

Versuchen Sie herauszufinden, welcher Chronotyp Ihr Kind ist und stellen Sie sich im Alltag so gut es geht darauf ein. Mütter von Abendkindern werden sich wahrscheinlich später, wenn das Kind zur Schule geht, noch mit einem Problem konfrontiert sehen. Kinder, die Abendtypen sind, haben häufig Schwierigkeiten morgens aus dem Bett zu kommen, wenn sie zur Schule müssen, können aber abends trotzdem erst spät einschlafen. Oft sind diese Kinder tagsüber in der Schule müde. Wenn man weiß, dass das Kind gegen seinen Rhythmus nichts machen kann, ist es leichter dafür Verständnis aufzubringen.

Müdigkeit durch täglichen Rhythmus

Im vorigen Kapitel haben wir behauptet, dass Menschen entweder Morgen-, Normal- oder Abendtypen sind und man daran nichts ändern kann. Das ist auch grundsätzlich richtig. Man kann die genetisch verankerten Schlafenszeiten eines Menschen nur eingeschränkt an sein soziales Umfeld anpassen.

Was bedeutet das nun für uns? Alle Menschen, und dazu gehören ja natürlich auch die Kinder, werden nicht nur durch die Aktivitäten des Alltags müde, sondern auch durch Gewohnheit. Wenn sie gewöhnt sind, zu einer bestimmten Zeit einzuschlafen, werden sie zu dieser Zeit automatisch müde.

Menschen werden jeden Abend, und viele Kinder zusätzlich auch tagsüber, so müde, dass sie schlafen gehen. Auf dieses Müdewerden haben die täglichen Aktivitäten zwar einen Einfluss, aber der im vorigen Kapitel angesprochene Chronotypus, also der Morgen-, Normal- oder Abendtyp, hat ebenfalls einen starken Einfluss darauf. Denn ob ein Mensch um 22:00 Uhr abends müde wird oder erst um 23:00 Uhr, ist zu einem Großteil von seinem Zeittyp abhängig. Dennoch ist es so, dass sich der Körper einer Person, die regelmäßig etwas später schlafen geht, als ihr Chronotyp es eigentlich vorgibt, in den meisten Fällen daran gewöhnt und das Gefühl des abendlichen Müdewerdens daran anpasst. Vorausgesetzt es handelt sich nicht um eine gravierende Änderung der Schlafenszeit.

Im Kapitel „Das Einmaleins des Schlafs" haben wir erklärt, dass der menschliche 24-Stunden-Rhythmus nicht ganz genau 24 Stunden lang ist. Außerdem verstellt er sich von allein, wenn ihm die zur Orientierung notwendigen äußeren Reize fehlen. An dieser Stelle ist das wichtig. Menschen müssen eine gewisse Beständigkeit in ihrem Rhythmus beibehalten, damit sich ihr 24-Stunden-Rhythmus nicht verschiebt.

Bei Babys und Kleinkindern ist das nicht anders. Auch bei Ihnen sind die ungefähren Zeiten, wann sie müde werden, durch Veranlagung vorgegeben. Aber mit einer regelmäßigen Tagesroutine kann man darauf ein wenig Einfluss nehmen, wenn es notwendig sein sollte. Lesen Sie dazu am besten auch den Abschnitt „Schlafrhythmus finden - feste Schlafenszeiten".

Unterschiedliche Tagesaktivitäten beeinflussen das Müdewerden

Chronotyp hin oder her, die meisten Kinder werden nach einem ereignisreichen Tag mit vielen Aktivitäten früher müde als an einem ruhigen Tag. Das ist völlig normal. Man sollte sich keinesfalls aus der Ruhe bringen lassen, wenn das Kind gelegentlich zur gewohnten Bettzeiten noch keine Anstalten macht, müde zu werden oder schon vorher so erledigt ist, dass es einschläft. Kinder sind ja keine Maschinen, die täglich zu exakt der gleichen Zeit müde werden. Wenn es einen geregelten Tagesablauf gibt und das Kind normalerweise regelmäßige Schlafenszeiten hat, ist alles in Ordnung.

Keine abrupten Änderungen der Bettzeiten

Manchmal denken Eltern, dass ein Ändern der Bettzeit ihres Kindes hilfreich für seinen Schlaf wäre. So hoffen sie zum Beispiel, dass eine spätere Bettzeit es dem Kind erleichtern würde einzuschlafen oder dass eine frühere Bettzeit vielleicht besser mit dem familiären Tagesablauf harmoniert. Aber ein Ändern der Bettzeit sollte mit Vorsicht geschehen, denn meistens hat sie sich ganz von selbst eingependelt und entspricht dem Schlafbedürfnis und individuellen Rhythmus des Kindes. Aus diesem Grund sollte man eine Änderung der Bettzeit nur sehr behutsam und in kleinen Schritten vornehmen, denn nur so merkt man frühzeitig, ob man dem Kind etwas aufdrängt, was nicht seinem natürlichen Schlafrhythmus entspricht.

Aber Achtung: Mit Bettzeit ist nicht der Zeitpunkt gemeint, wann man sein Kind ins Bett bringt, sondern wann es tatsächlich einschläft. Viele Eltern bringen ihre Kinder schon ins Bett lange bevor diese wirklich müde sind. Dann dauert der Prozess des Einschlafens häufig eine Stunde oder noch länger. In einem solchen Fall stimmt der Zeitpunkt des Ins-Bett-Bringens nicht mit dem wirklichen Schlafrhythmus des Kindes überein. Der tatsächliche Schlafrhythmus eines Kindes ist also nicht, wann es in sein Bett gebracht wird, sondern der Moment, wann es einschläft. Anhand eines Schlafprotokolls lässt sich recht einfach feststellen, ob man sein Kind eventuell zu früh schlafen legt. Stellt sich dies als zutreffend heraus, sollte man sein Kind in Zukunft näher an seiner Schlafenszeit ins Bett bringen. Aber auch hier sollte schrittweise und behutsam vorgegangen werden. Es handelt sich hierbei übrigens nicht um eine Änderung der Bettzeit.

Sollte das Kind nach einer solchen Änderung immer noch sehr lange brauchen bis es einschlafen kann, ist eine Überprüfung der Schlafbedingungen ratsam. Vielleicht gibt es etwas, das es stört oder ablenkt und vom Schlafen abhält.

Wenn alles nicht funktioniert?

Ein guter und regelmäßiger Schlaf ist wichtig für die gesunde Entwicklung eines Kindes, aber auch für die seelische Gesundheit seiner Eltern. Eltern, deren Kinder unter einer Schlafstörung leiden, stehen, genau wie ihr Kind, unter enormen Stress. Menschen, deren Schlaf regelmäßig gestört wird, leiden sehr und können sogar Depressionen oder andere Krankheiten entwickeln.

Lassen Sie Ihr Kind erneut vom Kinderarzt untersuchen. Sollte dieser weiterhin keine körperliche Ursache für das Schlafproblem Ihres Kindes finden, ist das immerhin eine positive Nachricht. Lassen Sie sich jedoch nicht damit abspeisen, dass das Schlafproblem Ihres Kindes ganz normal ist und sich mit der Zeit von selber geben wird.

Sie sollten nicht zögern und sich an speziell ausgebildete Fachärzte wenden, die sich mit dem Thema Schlafstörungen beschäftigen. Es gibt einige Schlaflabore in Deutschland, die sich auch auf die Kinder- und Jugendmedizin spezialisiert haben. Dort wird man Ihnen aller Wahrscheinlichkeit nach helfen können.

Für die meisten Schlaflabore benötigt man eine Überweisung von seinem Arzt, andere bieten aber auch eine offene Schlafsprechstunde an, zu denen Sie ohne Überweisung gehen können. Ein Anruf beim Schlaflabor Ihrer Wahl wird Ihnen sagen, wie Sie vorgehen müssen, um dort Hilfe zu bekommen.

Es ist übrigens auch kein Fehler, dort um Hilfe zu suchen, bevor Sie unser Programm ausprobieren. Im Gegenteil, es ist sogar empfohlen, da unser

Programm eine reine Informationsquelle ist und nur ein spezialisierter Arzt Ihnen wirklich helfen kann.

Eine Liste mit Schlaflaboren können Sie unter folgender Internetseite einsehen:

http://www.charite.de/dgsm/dgsm/schlaflabore

Sonstiges

Die (veraltete) Verwöhn-theorie

Kann man Babys zu sehr verwöhnen? Die Theorie, dass man ein Baby zu sehr verwöhnt, wenn man sich sofort kümmert, wenn es schreit, hält sich immer noch hartnäckig. Nicht selten bekommen Eltern den Rat, sie sollen das Baby nicht so verwöhnen und es ruhig einmal schreien lassen.

Diese Empfehlung liegt in unserer Geschichte begründet. Die Erziehung und das Verhalten gegenüber Kindern wird von Generation zu Generation weitergeben und manche Ansichten halten sich jahrhundertelang, obwohl sie mittlerweile wissenschaftlich als veraltet betrachtet werden. Zwar hat die Wissenschaft der Pädagogik in den letzten einhundert Jahren einen gewaltigen Sprung gemacht, dennoch haben manche Eltern immer noch die Sorge, sie könnten ihr Kind zu sehr verwöhnen und es so „verweichlichen".

Natürlich muss man unterscheiden, denn es gibt tatsächlich verwöhnte Kinder. Das Internet ist voll mit Videos von 16-jährigen amerikanischen Kindern, die ihre Eltern anschreien, weil diese so impertinent waren, den BMW zum Geburtstag in der falschen Farbe gekauft zu haben.

Aber oft wird vieles als Verwöhnen eingestuft, was gar keins ist. Grundsätzlich lässt sich festhalten, dass Kinder, die mehr bekommen, als sie eigentlich brauchen und denen man alles abnimmt, was sie eigentlich selbst tun sollten, verwöhnt werden. Wenn man sich aber um sein schreiendes Baby kümmert, dann verwöhnt man es nicht. Ein Kind, das weint, hat einen Grund dafür und braucht die Fürsorge seiner Eltern.

Was hat das aber nun mit dem Schlafen zu tun? Einige der von uns vorgeschlagenen Vorgehensweisen und Methoden werden von manchen vielleicht als Verwöhnen des Kindes aufgefasst. Wir sind nicht dieser Meinung. Wir finden es richtig, wenn man auf sein Kind eingeht und es mit viel Liebe und Zärtlichkeit erzieht. Natürlich soll man sein Kind nicht überbehüten und ihm die Möglichkeit geben, selbständig zu werden. Diese Überzeugung spiegelt sich auch in unserem Programm wieder.

Wir empfehlen Ihnen, die Unkenrufe von Freunden und Verwandten, Sie würden Ihr Baby zu sehr verwöhnen, getrost zu ignorieren,

In den Schlaf stillen

Vor dem Hintergrund der Schlafassoziationen empfehlen wir, Kinder nicht in den Schlaf zu stillen. Aber aus der gesundheitlichen Perspektive betrachtet, hat es keine negativen Folgen, wenn man sein Kind in den Schlaf stillt. Mütter sollten daher ganz individuell entscheiden, ob sie ihr Kind in den Schlaf stillen möchten oder nicht.

Trick für stillende Mütter, deren Kinder die Brust zum Einschlafen brauchen

Stillende Mütter riechen nach Muttermilch, Väter hingegen nicht. Ein Kind, das daran gewöhnt ist, zum Einschlafen die Brust zu bekommen, sollte vom Vater in den Schlaf begleitet werden, wenn man das Kind davon entwöhnen möchte. Das gleiche gilt, wenn das Kind nachts aufwacht. Auch hier sollte der Vater sich um das Kind kümmern und nicht die stillende Mutter.

Kümmert sich die stillende Mutter, erwartet das Baby, das ja die Milch der Mutter riechen kann, dass es gestillt wird. Wird es aber von einer anderen Person versorgt, ist es eher bereit, ohne die Brust einzuschlafen. Übergangsweise kann man anfangs ein wenig Tee im Fläschchen als Ersatz anbieten.

Dabei sollte man aber vermeiden, das Kind daran zu gewöhnen, mit einem Fläschchen einzuschlafen. Man sollte daher das Fläschchen nur am Anfang geben und das Kind immer kürzer daran trinken lassen, bis es schließlich überhaupt nicht mehr gebraucht wird. Ein bewährter Trick ist auch, immer weniger Flüssigkeit in das Fläschchen zu geben. Außerdem sollte man das Kind nicht mit dem Fläschchen im Mund einschlafen lassen, sondern das Fläschchen kurz vorher wieder fortnehmen.

Diese Vorgehensweise ist keine alleinige Lösung für das Problem, sondern nur eine Hilfe, um die Mutter etwas schneller zu entlasten und den Prozess zu beschleunigen. Sie sollten sich gleichzeitig auch an unser Programm halten.

Das „fehlende" Trimester

Wie Sie ja während Ihrer Schwangerschaft sicherlich erfahren haben, wird diese in drei gleiche Abschnitte geteilt, die sogenannten Trimester. Wenn man menschliche Babys mit Neugeborenen anderer Säugetiere vergleicht, bemerkt man, dass der Mensch relativ „unreif" zur Welt kommt. Betrachtet man jedoch die Größe neugeborener Kinder, versteht man, warum sie so früh geboren werden. Würden Babys noch drei Monate länger im Bauch der Mutter wachsen, wären natürliche Geburten mindestens problematisch, wenn nicht sogar unmöglich.

So gesehen kommen eigentlich alle Kinder zu früh zur Welt. In der Fachwelt geht man dabei von etwa drei Monaten aus. Dieser Zeitraum heißt daher das fehlende Trimester.

Vor diesem Hintergrund betrachtet, ist es wichtig, seinem Kind in den ersten drei Lebensmonaten besonders viel Körperkontakt zu geben. In vielen Kulturen haben Babys in dieser Zeit nahezu 24 Stunden am Tag Körperkontakt zur Mutter. Das scheint Wunder zu wirken, denn diese Kinder haben viel weniger Probleme und schreien seltener. Auch die sogenannten Dreimonatskoliken sind dort nicht bekannt.

Schnuller-1x1

Die große Frage, die sich viele Eltern stellen, ist, ob sie einen Schnuller zum Einschlafen benutzen sollen. Grundsätzlich gibt es keinen Grund, der dagegen spricht. Man muss sich nur an einige Regeln halten. Außerdem muss man darauf achten, dass der Schnuller nicht auch dann benötigt wird, wenn das Kind nachts von alleine aufwacht und nicht mehr einschlafen kann, wenn ihm niemand den Schnuller gibt.

Die Wahl des richtigen Schnullers

Die meisten LeserInnen werden wahrscheinlich schon einen Schnuller bzw. Schnullertyp für ihr Kind gewählt haben und sich jetzt vielleicht fragen, ob dieser der richtige ist. Grundsätzlich lässt sich sagen, dass jeder Schnuller erst einmal in Ordnung ist. Wenn sich Ihr Kind bereits an einen bestimmten gewöhnt hat, können Sie diesen ruhig weiter benutzten.

Es gibt zwar einige Theorien, warum der eine Schnullertyp keine Zahnfehlstellung verursachen und ein anderer ein besseres „Saugverhalten" trainieren soll, aber insgesamt sind die Argumente nicht wirklich nachvollziehbar und sollten nicht zu wichtig genommen werden. Der richtige Umgang mit dem Schnuller ist viel wichtiger als die kleinen Unterschiede zwischen den verschiedenen Schnullern.

Der beste Weg ist, das Baby selbst entscheiden zu lassen, welchen Schnuller es mag. Besorgen Sie sich einfach unterschiedliche Schnuller und lassen Sie Ihr Baby selber aussuchen, welchen es am liebsten hat.

Mögliche Probleme mit dem Schnuller

Viele Eltern machen sich Sorgen über mögliche Probleme, die durch den Schnuller verursacht werden können. Wir werden hier die wichtigsten kurz ansprechen.

Chemikalien im Schnuller

Häufig geht durch die Medien, dass Schnuller mit einer Vielzahl verschiedener Chemikalien belastet sind, wie zum Beispiel Weichmacher oder andere ungesunde Inhaltsstoffe.

Es gibt Studien, wo im Urin von bis zu 99% der untersuchten Kinder Chemikalien nachgewiesen wurden, die im Verdacht stehen, Krebs zu erregen. Das ist ein ernstzunehmendes Problem. Man sollte nach Möglichkeit „Bio-Schnuller" kaufen. Diese sind meistens aus Naturkautschuk und kosten nicht die Welt. Wenn man kein Geschäft in seiner Nähe hat, die solche Schnuller verkaufen, kann man sie auch im Online-Handel bestellen.

Den Schnuller immer sauber halten

Ein Schnuller muss immer sauber gehalten werden, ganz besonders wenn er heruntergefallen ist. Es können sich alle möglichen Bakterien und Keime am Schnuller ansiedeln und das Kind krank machen. Ein Schnuller, der auf den Boden gefallen ist oder mit etwas Unsauberem in Berührung gekommen ist, darf erst wieder verwendet werden, wenn er gereinigt wurde.

Beispiel-Schlafprotokoll

Datum	Schlaf	Ein-geschlafen	Auf-gewacht	War das Kind müde?	30 Minuten vorher Ruhe und wenig Licht?	Störungen vor dem Schlafen?	Störungen während des Schlafs?	Warum aufgewacht?
21.05	1. Mit-tagsschlaf	10:00 Uhr	11:00 Uhr	Ja	Ja	Türklingel	Nein	Ausgeschlafen
21.05	2. Mit-tagsschlaf	14:00 Uhr	15:00 Uhr	Ja	Nein	Nein	Schwester war laut	Geschwister-kind zu laut
21.05	1. Nacht-schlaf	19:15 Uhr	21:50 Uhr	Nicht ganz	Ja	Nein	Nein	Unbekannt
21.05	2. Nacht-schlaf	22:40 Uhr	01:35 Uhr	Ja	Ja	Nein	Nein	Hunger
21.05	3. Nacht-schlaf	01:55 Uhr	6:20 Uhr	Ja	Ja	Nein	Nein	Ausgeschlafen

Schlafprotokoll

Datum	Schlaf	Ein-geschlafen	Auf-gewacht	War das Kind müde?	30 Minuten vorher Ruhe und wenig Licht?	Störungen vor dem Schlafen?	Störungen während des Schlafs?	Warum aufgewacht?

ISBN 978-3-00-044283-4

1. Auflage 2013

Druck, Bindung und Verarbeitung: Lightning Soruce UK Ltd., Chapter House, Pitfield, Kiln Farm, Milton Keynes, MK11 3LW

Lightning Source UK Ltd.
Milton Keynes UK
UKOW03f0759111014

239924UK00001B/30/P